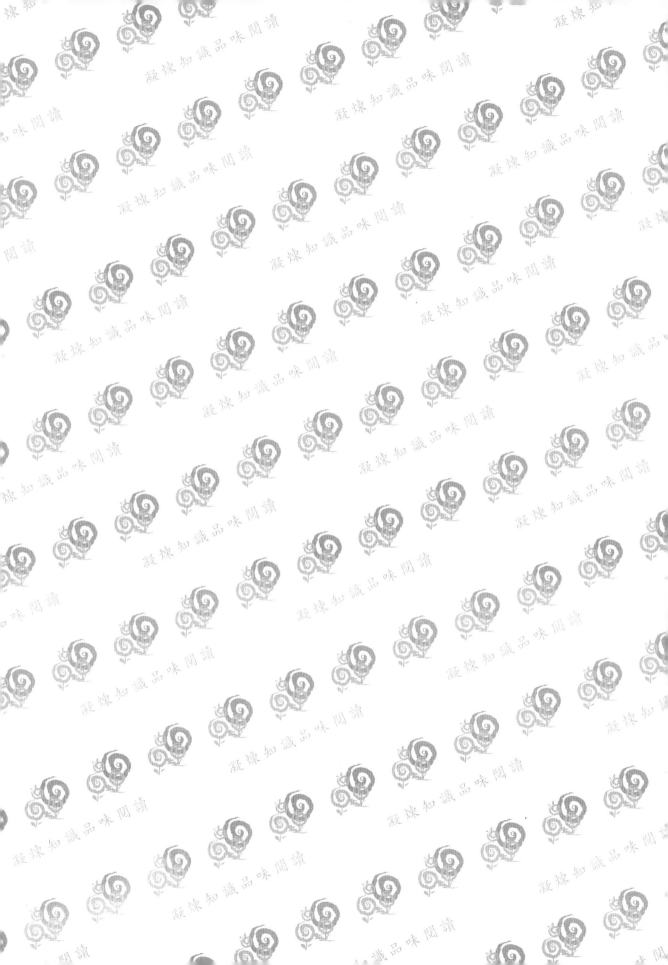

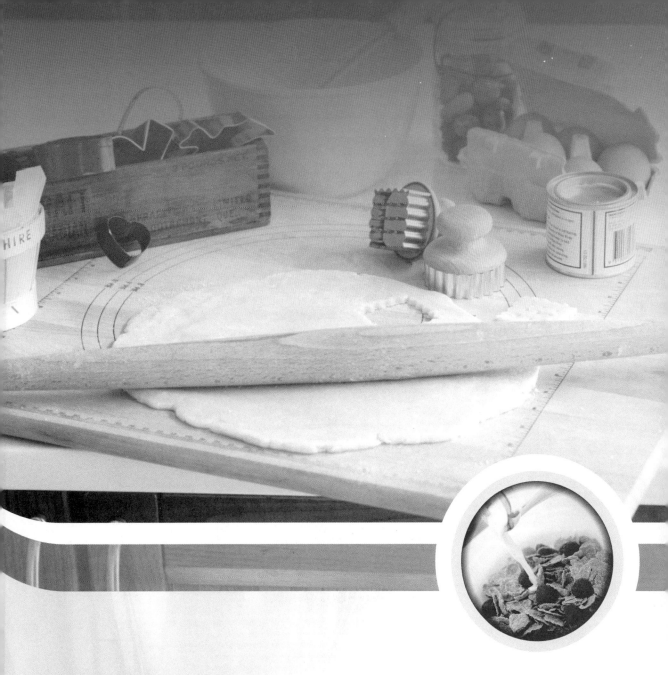

錦楓　林志芳◎編著

Food & Beverage Sanitation and Safety

餐飲安全與衛生

五南圖書出版公司 印行

序

隨著經濟成長與國民所得大幅提高，家庭結構改變，外食人口大量增加，國民飲食習慣顯著改變，餐館、茶樓在過去幾年間如雨後春筍般地紛紛開設，近幾年餐飲業的蓬勃發展，連觀光旅館之餐飲部也生意興隆。

一般在街頭巷弄的攤販及餐館或因設備不夠、衛生常識欠缺，以其簡陋的製備、問題食材，及不當管理常引起食物中毒案件的發生。究其原因在烹調過程中，缺乏衛生的管理，以導致食品中的微生物，特別在貯藏期間增加到足以危害人體的程度，尤其是攝入某些會產生毒素的細菌。這些經由污染食物而進入人體的病原菌，乃因腸道污染或傷口的化膿引起。如今消費層次的提高，大眾需求的是營養、健康、衛生的美食，為維護食品衛生安全，所以餐飲安全衛生管理這一門學科在餐飲相關科系甚為重要。

現在台灣的高職教育與科技大學、普通大學也都廣設餐飲相關科系。本書以專科、大學餐飲科學生每週三節上課為對象而編著。內容不但深入淺出，以實際應用為主理論為輔。內容包括人員、食材、廚房衛生管理、食物中毒、調理中產生的毒性，以及管理法規等。

著者菲學淺才，編著本餐飲安全衛生管理一書，然不妥與誤謬之處恐所難免，尚祈諸先進與讀者不吝指正。

編著者識

2007年8月

目録

第十四章　餐飲衛生安全相關規範與認證制度　**171**

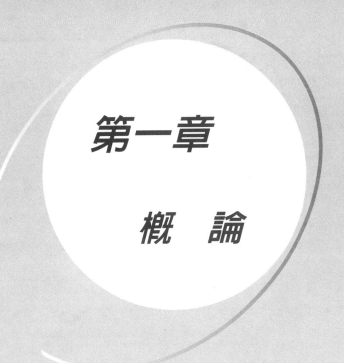

第一章

概 論

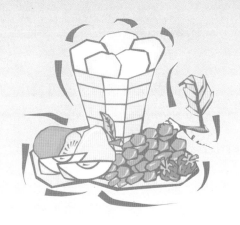

一、前　言

　　餐廳（Restaurant）一詞，依法國百科大辭典的記載，是使人恢復精神與氣力的意思。顧名思義，可以幫人恢復精神與體力的方法，不外乎與進食和休息有關，於是開始有人在特定場所提供餐食、點心、飲料，使客人得到充分休息而且能夠恢復精神，在這樣的一種方式下運作，便是西方餐飲文化的雛形。

　　從上述所敘，餐飲業基本上應該涵蓋三個組成要素：(1)必須要有餐食或飲料提供。(2)有足夠令人放鬆精神的環境或氣氛。(3)有固定場所。滿足顧客差異性的需求與期望，並獲得經營者的特定目標與利潤之商業行為。因此，餐飲業遂而發展出不同型態與風格的餐廳，種類不勝枚舉。

　　時代變遷，大環境改變，在這工商社會中，外食人口日益增多，餐飲業提供外食的便利性、嗜好性，近幾年來都能維持一定的成長，但是相對地由飲食不潔引起消費者食物中毒，也時有所聞，從原物料經過流通、加工、或烹調、包裝、貯存、供應到消費者的環節可能造成污染及細菌增加的原因很多，故餐飲的衛生與安全性是值得重視的一環。幾年來餐飲市場從傳統的色香味為主，轉為更加注重衛生安全、健康營養的餐飲消費。安全、健康的餐飲消費已成為廣大餐飲企業與消費者的共同訴求。

　　餐飲衛生管理的目的是要提供消費者衛生與安全的飲食，在這前提下，食品需在衛生的環境下處理，確保食品的安全性，以防止不良食品妨害人體健康。

二、餐飲定義

　　餐飲服務業是指提供即可食用的飲料與食物服務的餐飲職業，簡稱「餐飲業」。一般飲食業依價位來分類，可分為經濟類、普通類、高級等三大類。（如圖 1-1）

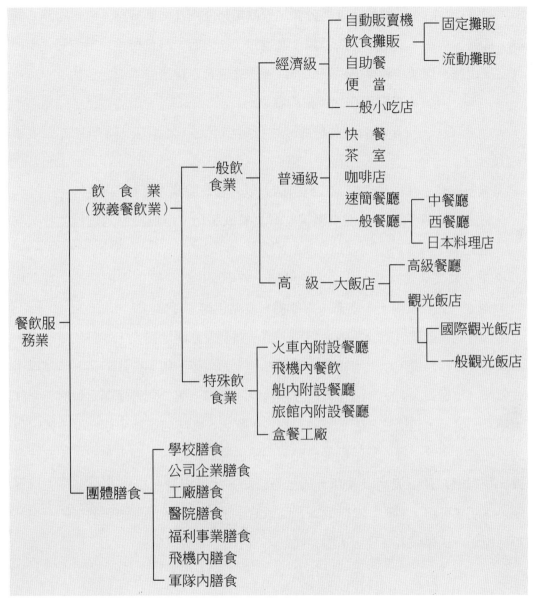

圖 1-1　飲食業分類

資料來源：台灣省政府衛生處（1998）。餐飲業衛生管理講義。

　　經濟級與普通級是消費比較便宜，三餐外食者與出外工作者佔最大族群；經營管理方面，高級大飯店是屬於高價位，消費人口較為少數，有其經營管理方式。便當、餐盒工廠歸類於食品製造業，按規定需要營養師把關，管理衛生工作。

　　根據行政院主計處的定義與分類，餐飲業乃泛指凡從事餐點、飲料服務之餐廳、飯館、食堂、小吃店、茶藝館、咖啡館、冰果店、飲食攤等行業均屬之，而便當、比薩、漢堡炸雞等提供餐飲外帶外送之業者亦歸屬於本類。包括：

1. 餐館業：凡從事餐點服務之行業均屬之。

2. 飲料店業：凡從事非酒精飲料服務之行業均屬之，冰果店、咖啡館亦歸入本類。

3. 其他餐飲業：凡從事餐館業及飲料店業以外餐飲服務之行業均屬之。包括：

　(1)飲酒店、啤酒屋：凡從事酒精飲料之餐飲服務，但無提供陪酒員之行業均屬之。

　(2)未分類其他餐飲業：凡從事飲酒店、啤酒屋以外之其他餐飲服務之行業均屬之，如飲食攤、小吃攤、冷飲攤、宴席包辦。

　　台灣的餐飲業可粗分為兩大類型，第一類型餐廳場地較大，並且注重裝潢、氣氛，收費較昂貴，以供應宴會、應酬為主，如川菜、粵菜、江浙菜、台菜等中式餐館，及日式、西式、南洋料理等異國風味餐廳。第二類則是滿足一般日常飲食需求的業者，包括速食店、自助餐廳、小吃店、咖啡店、冰果店、冷飲攤、百貨公司美食街等。餐飲業活動從最簡單的路邊攤、小吃店，到小餐館、家庭式餐廳、快餐廳以及上流高級餐廳，甚至是公司、組織機關所提供的員工性消費餐廳，休閒式茶坊、酒吧、咖啡簡餐、健康飲料果汁店等，都隸屬餐飲業的一環，每種經營方式與顧客層級皆不盡相同。

第二章

餐飲衛生管理

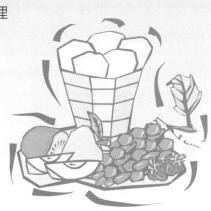

第一節　從業人員衛生管理

　　餐飲從業人員是指廚房參與食品製作，與食品直接接觸人員，所以餐飲從業人員的衛生習慣與環境衛生，是預防食物污染與食物中毒最有效的方法。餐廳中的任何人若患有傳染性疾病，應禁止其參與製備與供應食物，並接受治療。若皮膚有外傷，會導致食物污染，應避免參與操作，因為致病菌極易由此途徑污染食物。

　　餐飲從業人員品質的好壞與顧客的上門有極密切的關係，與食物有關的疾病，有 25% 是由不適當的個人衛生習慣所引起，所以維護個人健康與衛生習慣，可防止疾病的傳染。從業人員衛生管理包括了人員的健康管理、衛生習慣與衛生教育三大類：

一、健康管理

　　健康檢查包括新進人員與在職人員

1. 新進人員健康檢查以明瞭自己的身體狀況，是否適合從事此行業，也可達到預防的效果。檢查的項目有：
   (1)經歷調查。
   (2)自覺症狀與其他症狀。
   (3)身高、體重、視力、色盲與聽力。
   (4)胸部X光檢查。
   (5)血壓、糖尿、蛋白尿。
   (6)糞尿的細菌檢查。
   必要時作有無寄生蟲卵檢查。
2. 在職人員每年至少一次定期健康檢查，要檢查的項目甚多，其中最重要為A型肝炎、手部皮膚病、膿瘡、外傷、性病、眼疾、傷寒、結核病等法定傳染

病。

二、衛生習慣

與食品接觸的從業人員對衛生的要求標準在「食品業者良好衛生規範一般規定」中的「食品業者衛生管理」中有嚴格規定。其要點如下：

1. 從業人員進入清潔區前應清洗與消毒雙手，因為手與食品直接接觸，容易傳播有害微生物。洗手的目的可去除附在表面的污物，尤其微生物。手部附著的細菌有兩種：(1)永久性細菌：皮紋及皮脂腺內，通常無害。(2)暫時性細菌：皮膚表面，由接觸而附著。工作人員應經常洗手與消毒以確保手部衛生。

在下列工序前應要洗手：開始工作、處理食物、處理清潔碗碟、戴上新手套。在下列情況後應要洗手：如廁、吸菸、進食或進飲、噴嚏或咳嗽、休息、接觸任何污染病源，如電話、金錢、骯髒巾布未經煮過的食物、肉類、蛋、新鮮農產品；處理骯髒碗碟、工具、用具或垃圾；使用清潔劑或化學劑、從地上撿拾食物、離開工作地點後再回去製備食物、脫除污穢手套、在工作期間有需要時。

正確地洗手，可把油污解漬，鬆脫黏附著的細菌，以便隨水沖掉。

(1)洗手設備應設置於出入口、污染作業區、清潔作業區。洗手槽應有下列設備：

①洗手台。

②充分供應冷熱水。

③肥皂或清潔劑。

④拭手紙或烘乾設備。

⑤紙屑筒。

⑥提醒標示。

⑦消毒設備。

(2)正確的洗手法：

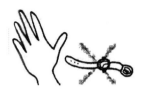

①卸下手表、戒指等

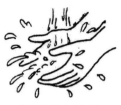

②以流水沖洗

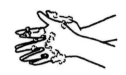

③以肥皂搓洗成泡沫,兩手指至手臂間洗30秒以上,尤其是手指尖及手指間要充分洗淨

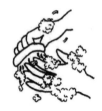

④以刷子刷洗指甲間

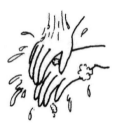

⑤以水流沖洗約 20 秒,完全洗去肥皂

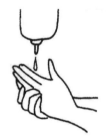

⑥以 1% 逆性肥皂液搓洗約 30 秒以上

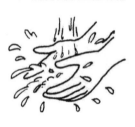

⑦以流水洗去消毒劑

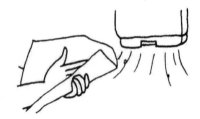

⑧以清潔布巾、紙巾擦乾,或吹風機吹乾

圖 2-1　洗手要領

①以水濕潤手部。

②擦上肥皂、皂液或食品用洗劑。

③肥皂用後,先在水龍頭下沖洗乾淨,然後放進皂盒。(如果使用液體清洗劑,此步驟可省略)。

④兩手互相摩擦、揉搓至手背與手指。

⑤用手互搓至兩手全部,包括手掌及手背。

⑥作拉手動作以洗指尖並勾指甲，以免在指甲內留污垢。

⑦用刷子洗手更能去除污物與看不見的病菌。

⑧用清水沖洗以去除洗劑。

⑨以擦手紙巾擦乾或以烘手器將手烘乾。

工作前（包括調換工作時）、如廁後，或手部受污染時，應清洗手部，必要時予以消毒。

2. 不可留指甲：蓄留指甲時容易藏污納垢，污染食品，故製備餐飲相關人員不可留指甲，以確保衛生。

3. 不可塗指甲油：指甲油含有機化合物而且容易剝落，工作時掉落食品中，不衛生。

4. 不可戴飾物：飾物中容易藏納污垢，不易清洗，可能污染食品。

5. 手部有創傷、化膿不得接觸食品：創傷、化膿部位可能有綠膿桿菌與葡萄球菌，會產生耐熱性毒素，如果污染食品易造成食物中毒，故從業人員一旦有手部創傷、化膿時應禁止工作。

6. 從事熟食調理工作者手部應每隔 30 分鐘應清洗並消毒一次。在高度無菌作業場所工作者戴用完即丟手套，也需每隔 30 分鐘應清洗消毒一次。

7. 應著裝清潔的工作衣帽：衣帽顏色以淺色如白色、淺綠為主，合乎衛生、舒適為原則。工作帽以能覆蓋前後頭髮為原則，後髮如無法覆蓋應予戴髮網，以防頭髮、頭皮屑及外來雜物掉入食品、食品接觸面或內包裝材料中，必要時需戴口罩。

表 2-1　手指甲的長度與細菌數

指甲（長）	細菌數	比率
0.02 g（約 0.5mm）	4,200個	1倍
0.03 g（約 1.5mm）	53,000個	13倍
0.05 g（約 2.0mm）	630,000個	150倍
0.08 g（約 3.0mm）	3,400,000個	810倍

8. 儀容整潔：不可留鬍子，頭髮應剪短，戴帽子的頭髮不可露出，工作時應服裝整齊。（如圖 2-2）

9. 良好衛生工作習慣

　(1)工作中不得有抽煙、嚼檳榔或口香糖、飲食及其他可能污染食品之行為。不得使汗水、唾液或塗抹於肌膚上之化妝品或藥物等污染食品、食品接觸面或內包裝材料。

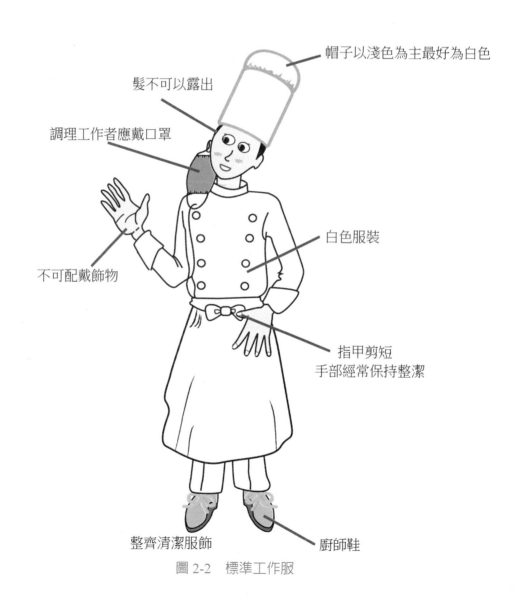

髮不可以露出

調理工作者應戴口罩

不可配戴飾物

帽子以淺色為主最好為白色

白色服裝

指甲剪短
手部經常保持整潔

整齊清潔服飾

廚師鞋

圖 2-2　標準工作服

⑵不可用指尖搔頭、挖鼻孔或嘴巴。

⑶不可隨地吐痰、拋棄果皮廢棄物。

⑷不可在調理、工作枱上坐臥，以防污染工作枱，間接污染食品。

⑸如患有出疹、膿瘡、外傷、結核病等可能造成食品污染之疾病者，不得從事與食品接觸之工作。

⑹個人衣物應儲存於更衣室，不得帶入食品處理或設備、用具洗滌之地區。

⑺訪客之出入應適當管理。若要進入食品暴露場所時，應符合現場工作人員之衛生要求。

三、衛生教育

衛生教育的目的是使從業人員瞭解餐飲業特性，具有正確衛生知識以及作業體系。包括新進人員與在職人員。其內容包括

1. 衛生管理體系。

2. 食品中毒種類與原因。

3. 防止食品劣變與注意事項。

4. 加強餐飲從業人員的個人衛生習慣，及重視食品衛生的觀念。

5. 環境衛生。

第二節　餐飲設備規劃與衛生安全維護

餐廳之設施，依行政院衛生署訂頒之「食品業者製造調配加工販賣貯存食品或食品添加物之場所及設施衛生標準」廚房內各區域之位置，應按照下列食品製作流程之先後順序設置：

進貨驗收區→前處理區→冷凍冷藏區、乾料區→前製備區→烹調區→熟食處理區→供應區→回收洗滌區。

㈠進貨驗收區，應設置食物存放架或棧板，以做為臨時擺放進貨食物用，避免食物直接堆放在地上。

㈡廚房應設置前處理區，處理必須經去皮、清洗、篩選或去除雜質之食品原材料。

㈢廚房應依每餐最大供應量，設置足夠容量之冷凍、冷藏設備，並在該設備明顯處設置溫度顯示器或指示器，且區隔熟食用、生鮮原料用並分別標明清楚。

㈣乾料庫房應獨立設置，以防病媒侵入。

㈤前製備區：

　1.包括生鮮食材之洗、切、整理、調理等作業。

　2.至少設置三槽且分類清楚之生鮮食物洗滌槽。

　3.設置數量足夠之食物處理枱，並應以不銹鋼材質製成。

　4.設置刀具及砧板消毒設備。

㈥烹調區及熟食處理區：

　1.與前製備區有效區隔。

　2.爐灶上需裝設排油煙罩及濾油網。

　3.設有供廚房工作人員之洗手專用之洗手設備，該設備應含洗手專用之水槽、冷熱水龍頭、清潔劑、擦手紙巾或其它乾手設備及正確的洗手方法標示圖（或提醒洗手之標語）。

㈦供應區：

　1.餐廳及廚房出入口，應設置自動門、空氣簾或塑膠簾等設施，以防止室內外之溫度交流及蚊蠅侵入。

　2.用餐入口處，應備有洗手設備。

　3.自助餐、快餐之配膳台，應有保溫、防塵、防飛沫之設施。

㈧回收洗滌區：

　1.包括餐具洗滌及殘餘物回收作業。

　2.應與食物有效區隔，以避免交互污染。

　3.高溫洗碗機或合乎標準之三槽式人工洗碗設備。

4.足夠容納所有餐具之餐具存放櫃，並存放在較清潔處。

一、作業衛生區分

食品作業區依污染的程度不同區分為污染作業區、準清潔作業區及清潔作業區三區，如圖2-3所示。

1. 污染作業區：包括容易受污染的食品原材料，例如檢收場、貯存場、剝皮洗淨等場所。
2. 準清潔作業區：食品材料的進一步處理，如細切、整形、調味等加工場所，油炸、煮沸等加熱場所。
3. 清潔作業區：加熱烹調後放冷、盛盤，或是包裝，以及成品保管場所。

二、基本設備

內部構造：包括地板、牆壁、排水溝、天花板及給水設施。

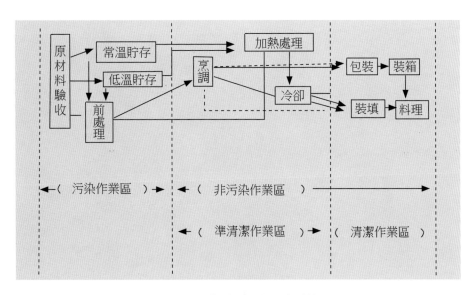

圖 2-3　餐廳廚房設計型態

(1)地板：表面平坦容易清洗，如水泥舖有磁磚，地板應有 5/100～2/100 cm 的斜度，才會有良好排水。室內排水溝通至室外之處需設有防鼠網，以防外來生物進入作業區。

(2)牆壁：牆壁自地板 1 米以上高度貼有不浸透材質易於清洗，牆壁與地板、窗框相接處，應有弧度或成 45°傾斜，減少污物聚集。如圖 2-4。

(3)天花板：應為淡色或白色，表面光滑並有防止水氣凝集，以免產生發黴現象。

(4)給水設備：給水管的配管應避免與污水排水管交叉連結，貯水槽的位置應設於污水不流入的地方。

(5)空氣環境：餐廳廚房的空氣環境管理主要為溫度、濕度微生物與灰塵控制。良好的通風可保持廚房溫度及濕度平衡，通風的方式有使用自然通風、機械性，其設備有天窗、抽風機、排氣管與空氣調節裝置。微生物和灰塵的調節可使用生物清除法，就是以高性能濾膜去除細菌。

(6)採光照明：工作場所內的採光在 100 米燭光以上，調理台面光度應 200 米燭光以上，而且應有燈罩保護。

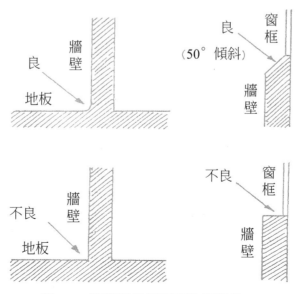

圖 2-4　牆壁與地板及窗的相接處

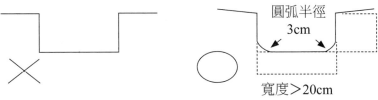

圖 2-5　水溝的側面與底部應有弧度

(7)排水系統：水溝寬度應在 20 cm 以上，底部應為圓弧度，才不會形成死角，細菌孳生、產生臭味，並有 2/100～4/100 cm 的斜度，以利排水。需加蓋且需有防病媒侵入措施。

三、調理用機械、器皿

1. 調理機械：廚房用的調理機械大都為小型、容易清洗，材質為不銹鋼。一般清洗可用布沾洗潔劑或氨水先行擦拭，再以水沖洗。如果有難洗污物可用酒精、丙酮、苯等有機溶劑先去除污物後再清洗。生銹部分可用除銹劑先去除生銹部分再以水沖洗。

2. 砧　板：根據實驗數據指出，在一塊只有用水沖洗的木質砧板上，每一平方公分就有多達最少 26,000 個細菌，在腸病毒事件中，砧板就曾被懷疑是傳染媒介之一。除了生食、熟食應分開使用專屬砧板的觀念之外，最少應準備三塊不同材質與用途的砧板，一是斬雞剁骨的木質砧板，一是能切長形蔬果的塑膠砧板，一是切水果或熟食的強化陶瓷砧板。三種砧板各有特長：

   (1)木質砧板重量重，質地軟表面粗糙，使用的時候較不容易滑動，但是容易留下刀痕，藏污納垢，刷洗起來比較費力。

   (2)密度較高的塑膠砧板質地較硬也較輕，但是如果流理台面潮濕有水就會滑動，需要在底下墊一塊抹布，也需要用力刷洗。

   (3)強化陶瓷砧板表面光滑，不易殘留食物，常常只要用清水沖洗就很乾淨，但是質地較硬，不適合作剁或拍打肉片的工作。

各種砧板的保養清理洗木質砧板時要順著木紋的方向由上而下刷洗整個表面，然後用熱水沖洗乾淨，自然風乾即可，不要用烘碗機等熱能方式烘乾，因為木頭在熱漲冷縮之間的變化可能導致損壞，縮短使用壽命。充分清洗後應消毒，可用熱水、日光、氨水、醋或紫外線消毒毒。經消毒後的砧板應側立，以免受到污染。

3. 常用器皿：常用的器皿有刀、鍋、鍋鏟、濾網……等，此類器皿使用後應洗淨再以熱水、氯水或紫外線消毒，歸位。

4. 餐具：忌用塑膠製品，如使用陶瓷器，破損應立即更換，不銹鋼餐具應清洗乾淨、消毒。

第三節　餐具洗淨

衛生署已完成「餐具清洗良好作業指引」對洗滌餐具所必須注意之衛生問題（譬如水溫、水壓等），均有明確規範，將可確保洗滌之成效，希望各公私營餐飲業者均能參考並確實操作，以確保餐飲衛生。餐具洗滌可分為人工與機械清洗兩種：

(一) 人工清洗步驟如下

1. 預洗：以噴水方式沖走餐具上殘留食物，可以減少清潔劑的用量。

2. 清洗：清洗的目的在於去除附著於餐具表面的髒物。

   可使用約 50℃ 溫水，在水槽中加入適量的清潔劑，用菜瓜布或刷子去除餐具上的污物。

3. 沖洗：將餐具浸入第二槽中，用乾淨的溫水將清潔劑沖洗掉，可使用流動自來水沖洗，不要重複使用髒水。

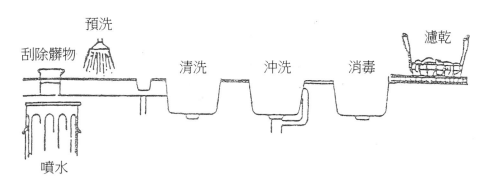

圖 2-6　餐具三槽式洗滌流程

4. 消毒：將餐具浸於 100 ℃ 的第三個熱水槽中至少需浸泡2分鐘以上。如果沒有熱水可使用有效氯水，其濃度為 200 ppm。

5. 濾乾：將餐具置於籃框，使水滴乾，不要用毛巾擦拭，並移至乾燥地方靜置。

（二）機械清洗：機械清洗方式有傳統式與超音波洗碗機兩種

1. 機械清洗其洗滌過程與原理和人工清洗大約相同，流程可分為五個步驟

　⑴大略噴洗可去除殘留在餐具上的食物。

　⑵餐具分散排列。

　⑶隨時保持適當濃度的洗潔劑於熱水中，洗淨餐具。

　⑷以 85 ℃ 以上的熱水沖洗乾淨。

　⑸晾乾。

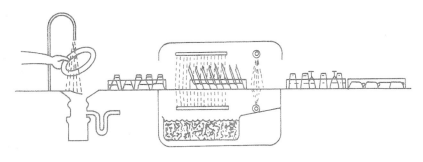

圖 2-7　機械清洗流程

2. 超音波洗碗機：利用超音波傳於水中，產生空洞化（cavitation）共振現象，其洗滌過程與傳統洗碗機相同，其優點為可以清洗餐具死角，並可節省洗潔劑與清洗時間。

三、餐具歸位

餐具櫥可存放洗淨、消毒過的餐具，乾淨的餐具要分類存放，且保存乾淨，定期清理，其材質以不銹鋼為佳。

四、消　毒

餐具清洗後需要消毒，將殘留細菌殺滅，以確保餐具衛生。一般的消毒方法可分為物理及化學藥劑兩種。我國法令規定的殺菌法有：

1. 煮沸殺菌法：以溫度攝氏一百度之沸水，煮沸時間五分鐘以上（毛巾、抹布等）或一分鐘以上（餐具）。

2. 蒸汽殺菌法：以溫度攝氏一百度之蒸汽，加熱時間十分鐘以上（毛巾、抹布等）或二分鐘以上（餐具）。

3. 熱水殺菌法：以溫度攝氏八十度以上之熱水，加熱時間二分鐘以上（餐具）。

4. 氯液殺菌法：氯液之有效餘氯量不得低於百萬分之二百，浸入溶液中時間二分鐘以上（餐具）。

5. 乾熱殺菌法：以溫度攝氏一百一十度以上之乾熱，加熱時間三十分鐘以上（餐具）。

百萬分之二百（200 ppm）濃度之氯水可用於洗手、餐具、砧板、抹布、工作枱面之消毒。百萬分之五十至一百（50～100 ppm）可用於清洗生菜沙拉。使用氯水殺菌消毒後，應以清水清洗乾淨。

五、氯水濃度製作

含 200 ppm 殘留氯液之製作（1 ppm 即百萬分之一），將市售含 10 % 有效氯之漂白水 20 mL，加在約 10 公升的水中，如此泡好之消毒水，即是含 200 ppm 殘留氯之消毒水。

計算方式：20 mL/10 L

=20 mL/l0,000 mL

=2,000 mL/1000,000 mL

=2,000 mL/10^6 mL

=2,000 ppm

但原來之漂白水僅含 10 % 之有效氯，

故 2,000 ppm × 10% = 200 ppm

※ 200 ppm 有效氯水配製：

有效氯	4 %	5 %	6 %	7 %	10 %	12 %
1（公升）	5 mL	4 mL	3.3 mL	2.6 mL	2 mL	1.7 mL
5（公升）	25 mL	20 mL	16.7 mL	12.5 mL	10 mL	8.3 mL
10（公升）	50 mL	40 mL	33.3 mL	25 mL	20 mL	16.7 mL
20（公升）	100 mL	80 mL	66.7 mL	50 mL	40 mL	33.3 mL

常用的殺菌液體有次氯酸鹽、碘化合物、過氧化氫、界面活性劑、醋酸、強鹼、酒精、酚、醛等。

六、餐具污染簡易檢查

1. 官能檢查：官能檢查法既簡單又快速，適合於現場檢查。主要的項目有衛生署於1984年公告餐具衛生標準，各類餐具中大腸桿菌、油脂、澱粉、烷基苯

磺酸鹽（alkyl benzene sulfonate, ABS）應為陰性。衛生署（1995）編印的《食品簡易檢查手冊》，提供給商家使用，檢查項目有：官能檢查、殘留物質檢驗、細菌檢驗等。

(1)以肉眼檢查餐具上殘留污物或斑點。

(2)透明玻璃杯或表面光滑餐具有沾水時表面會形成一層光面，則表示清洗乾淨，若表面有一部分呈乾枯而無水膜狀，則表示部分不乾淨。

2. 殘留物檢查法：

(1)蛋白質試驗：使用寧海得寧試驗（Ninhydrin test），如果餐具上殘留胺基酸、胜肽、蛋白質時則會呈色。

操作方法：先準備試藥，將 Ninhydrin 0.2 g 溶解於 100 mL 正丁醇。將適量的寧海得寧試液滴在待測的餐具上，稍微搖動使寧海得寧試液分佈於餐具後，倒掉多餘的試液，然後在沸水上水浴，經過加溫後，正丁醇會揮發，這時餐具上如呈紫色，表示有蛋白質或胺基酸殘留在上面。

(2)澱粉試驗：米飯與麵條類等食品含有大量澱粉質，澱粉與碘反應呈藍、紫或藍紫色，利用澱粉—碘反應來檢查澱粉殘留物的存在。

①準備試藥：將 1.4 g 碘溶於10 mL的40 % 碘化鉀溶液中，加入 1 mL 稀鹽酸，再加水稀釋至 100 mL。

②將配製好的碘試液滴幾滴在待測的餐具上，若有呈色，則這餐具應有澱粉殘留其上。

(3)油脂試驗：使用油溶性色素檢驗法。

①試藥：配製 0.1 % oil red 或 butter yellow 等油溶性煤溚色素溶液。

②將色素溶液滴在待測餐具上，輕輕搖動，使色素溶分佈在餐具上，然後輕輕地水洗至色素溶液不再殘留在上，然後檢查是否有染呈顏色的部分，有油溶性色素存在，表示餐具上有殘留油脂會溶解油溶性色素。

第四節 用水衛生

　　水是人類生活所必須，當然在餐飲業中水是不可缺，可用來飲用、當作動力、洗滌、烹飪等。其使用目的不同，對其品質要求自然不同，尤其飲用水必須是安全的，並符合一定的衛生要求。

1. 水源

　　水源包括地面水、地下水及雨水。河川、湖泊等地面水的水質較為安定，但被工廠廢水、排泄水、農藥、放射性物質污染的機會多，所以要注意。

2. 水井設置：水井構造之規定

　　(1)井壁地下部分深度應在三公尺以上。

　　(2)井欄應高出井台四十公分以上。

　　(3)井蓋直徑應大於井口外徑。

　　(4)管井上端之井管與套管應予密封。

3. 水質衛生

　　用水規定，依「食品業者製造、調配、加工、販賣、貯存食品或食品添加物之場所及設施衛生標準」之第三條規定用水應符合下列之規定：

　　(1)凡與食品直接接觸及清洗食品器具者，應使用符合飲用水水質標準之水。

　　(2)應有固定之水源，足夠之水量及供水設施。

　　(3)不被病原微生物污染。

　　(4)不含有毒物質。

　　(5)pH 值應在 6.0～9.0 範圍內。

　　(6)非使用自來水者，應設置淨水或消毒設備。使用前應向當地飲用水主管機關申請檢驗，檢驗合格後，始可使用。每年至少重新申請檢驗一次，檢驗記錄應保存一年。並應指定專人每日作餘氯量及酸鹼值之測定並作記錄，以備查考。

　　(7)蓄水池（塔、槽）構造：

①應有污染防護措施，防止污染。其設置地點應距離化糞池至少三公尺以上。

②一般蓄水池應儘量設置於室內地下室的地板或地面上，，該地下室應有適當的排水設施，才能避免污水滲入，且蓄水池地面應留有適當空間，以避免污水滲入並提供檢查人員適當之檢查空間。

③定期清理保持清潔、每年至少一次，以確保水質符合用水標準。

⑻飲用水與非飲用水管路應完全分離不得相互交接。

⑼有效餘氯含量：

①原料洗滌用水：3～10 ppm

②食品調理用水：0.2～0.5 ppm

③設備洗滌消毒用水：15～20 ppm

④餐具、器皿消毒用水：150～200 ppm

⑽含菌類應在100個/mL以下。

⑾銅、鐵、氟、鉻、砷、酚等有害物質含量不高過容許量。（詳附錄五）

（最大容計量：Cu 1.0 ppm, Fe 0.3 ppm, Cr 0.05 ppm, As 0.1 ppm, Pb 0.0 ppm, Cd 0.01 ppm, Ag 0.05 ppm, 酚 0.001 ppm）

4. 用水的處理

把水中有害成分去除或減少的操作，稱之。一般深井水，含有機物、氧較少，硬度較高。淺井水則混濁，有機物較多。一般淨水法，係由沈澱、過濾及氯消毒三階段構成。此外依原水質的不同，有時需加以硬水的軟化處理及除去生物等特殊淨水法。

⑴氣曝法：利用氣曝方法使水與空氣充分接觸，氧化水中過量的鐵與錳，並除去水中帶惡臭之物質。

⑵沈澱法：可添加鋁或銨明礬等原料於水中，使混濁成分凝集，再加以沈澱，過濾除之。

⑶過濾法：水通過一層細砂或類似物質，以除去水中無法以沈澱法使其沈澱之微細雜質。

④水質軟化：使用離子交換樹脂也除去水中過量之陽離子金屬及陰離子。

⑤加氯消毒：水中加入適量之漂白粉、水，氯液或次氯酸鈉，以消滅水中病原微生物，適用於自來水、地下水及地面水。

⑥紫外線（UV）殺菌法：設置紫外線殺菌燈照射，以消滅水中病原微生物，適用於自用或公共場所，經處理之小型飲用水系統。

⑦煮沸法：以加熱煮沸方法消滅水中病原菌。

一般而言，水在處理過程可去除水中細菌 99%，但仍不夠安全，因此在用水處理後還需要消毒過程，消毒一般都用加氯法，特別情況才用紫外線照射法。

5. 避免自來水二次污染污染

自來水是在自來水單位的淨水廠處理後，經過品管檢驗，合乎飲用水標準後輸送到各用戶使用。因此，一般自來水已經是衛生安全的飲用水，但是往往民眾在住家打開水龍頭，發現水質不佳。

自來水廠用管線將經過處理合乎衛生的自來水輸送到各家戶使用，到了家戶經過水錶後，有些樓層較低的家戶，是直接經管線分接到各水龍頭，有些樓層較高的大樓必須經過地下室的水池、頂樓的水塔，再到樓層用戶使用，往往此時就會發生自來水的再污染問題。

所謂自來水的再污染，或稱為二次污染，就是原已合乎衛生的自來水，到了住家用戶使用時，因用戶用水不當或設備問題，導致自來水水質惡化。自來水污染最常見有八種情形。

⑴採用地下式蓄水池，檢查維護管理不易，水質容易惡化。

⑵地下式蓄水池因設置位置較周圍低，以致污水容易流入或由池壁裂縫滲入。

⑶馬達直接由自來水配水管抽水，最易造成水管內負壓而吸入地下污水。

⑷供飲用之水池或水塔內，如接入自來水以外之水源，易使自來水遭受污染。

⑸受水池或蓄水塔進水口高度低於最高水位，使進水口有時會浸沒在水中，

易產生二次污染。

(6)使用橡皮管接水時，橡皮管如浸沒在污水中，容易造成管線吸入污水，而產生二次污染。

(7)蓄水池、水塔的容量太大，水滯留，餘氯量不足，孳生細菌、藻類，致水質惡化。

(8)未定期清洗水池、水塔，住家至少每半年要清洗一次，如有必要可增加清洗的頻率。

要保持自來水的衛生安全品質，無疑地要避免前述自來水二次污染的發生。因此，建立自來水二次污染的預防觀念並加強預防作為，應是飲用水安全必須具備的要件。

自來水配水管之水壓，如能充分供應用戶用水設備所需之水壓時，應直接供水。配水管水壓不足地點，或水壓不能達到之高樓，或在短時間需大量用水者，應由用戶設置蓄水池自行間接加壓供水，儘量避免在自來水配水管線直接抽水，以防止造成負壓吸入地下污水的二次污染情形發生。

此外，蓄水池或水塔，其進水管之出口，應高出溢水面二倍管徑以上之高度，並不得小於50公厘。蓄水池及屋頂水箱、水塔等之總容量應有一日設計用水量的十分之四以上，但不得超過二日用水量，以確保水質的安全新鮮，且為確保水質的安全新鮮，消防系統用水與飲用水務必分開。（資料來源：行政院環境保護署毒管處）

6. 煮開水的安全

近幾年來，因工業發展迅速，台灣地區水源污染日趨嚴重，原水中的有機物及氨、氮含量日趨增加，自來水處理添加氯的量增多，致使水中三鹵甲烷生成，可能導致癌症發生。自來水中的有機物加氯反應會形成三鹵甲烷，其主要生成物包括$CHCl_3$（氯仿）、$CHBrCl_2$（一溴二氯甲烷）、$CHBr_2Cl$（二溴一氯甲烷）、$CHBr_3$（溴仿）。我國飲用水標準中總三鹵甲烷的最大限值為 100 ppb（十億分之一百）。

家庭中以開水壺煮開水，應於煮沸後打開蓋子再煮 3～5 分鐘，根據日本研究與環保署檢驗指出，自來水煮沸過程三鹵甲烷會隨溫度增加而增加，至加熱溫

度 100 ℃ 時，三鹵甲烷量達到最高點，若打開蓋子繼續煮 3～5 分鐘則三鹵甲烷量則迅速降低至標準以內，如果繼續沸騰，三鹵甲烷含量會繼續下降，但水中其他不具揮發性的物質卻會增加，同時會對人體危害，所以家庭煮開水，正確的作法是，應於煮沸後打開蓋子再煮 3～5 分鐘就可，才會降低三鹵甲烷含量。

第五節　廢棄物清理

在媒體報導上，常看到廢水污染使整條河水的魚類死亡或水田等農作物枯萎的驚人消息。在環保方面，如何保持環境清淨，尤其是污染水源更影響到自來水水源，地下水的不堪飲用，再影響民眾的健康問題。

廢水可分為家庭廢水與事業廢水。

從食品事業排放的廢水可分為事業廢水與家庭廢水。事業廢水的水質由企業的不同（例如不同營業，如餐飲業、化工廠、電子廠、食品加工廠等）而異。

從餐飲等食品製造設施的廢水中，以廁所的排泄物處理在衛生上最重要。在衛生單位訂定的設施衛生標準第五條也規定廁所應符合下列規定「一、應與製造、調配、加工、販賣、貯存食品或食品添加物之場所完全隔離。二、應採沖水式並採用不透水、易洗不納垢之材料建造，並隨時保持清潔。三、應有良好之通風、採光、防鼠等設備，並備有流動自來水、清潔劑、烘手器或擦手紙巾等之洗手設備。四、化糞池位置與水井（源）距離 20 公尺以上，並防止污染水源。」。

廁所排泄物可能含有病原菌或寄生蟲卵，由處理不妥致使食品、食品機械、器具、飲用水污染的例子頗多，所以如何使廁所排泄物與食品隔絕，頗為重要。

事業廢水如數量多，則應另設廢水處理設施，過濾回收再應用，或做為飼料、肥料等。如不能回收應用，則由廢水的成分，酸鹼值等加於處理，例如利用暴氣法氧化、生物處理法（醱酵、活性污泥）使其產生甲烷等供做燃料使用。回收的用水，如衛生尚無問題亦可加於再利用。

　　最近日本有專利正在推廣特製淨化槽，這是利用牡蠣殼為固定劑，將廢水（主要為廁所排水）在其中以泵使其循環，以微生物來分解有機物並將其淨化，不必佔大面積土地，也不需大量用水，耗電也不多，處理過的水可用於洗車、澆花木等。最大優點是無自來水的地方也可使用沖水式廁所。

　　廚房每天所產生的廢棄物包括油煙、廚餘與廢水，如果未經處理隨意堆置、放流，容易招來蚊蠅等病媒，引發惡臭，影響環境衛生，所以正確的處理廢棄物，可以減少許多污染的機率。

一、廢棄物處理原則

1. 分類：有機與無機，固相與液相需分開集中處理。
2. 廚餘桶應加蓋，內置塑膠袋才容易清洗。
3. 廢棄物堆積的地方應與調理場所隔離。
4. 裝廢棄物容器移至調理場所應清洗乾淨。
5. 廢棄物清理後，其容器應沖洗乾淨並加以消毒。

二、廢棄物處理方法

1. 氣相廢棄物

　　廚房所排放的油煙管需為防火材質，油煙機內則油污應定期清除，油煙導入處理槽內水中，處理槽面應以抽風機抽氣可提高排油煙機效能。

2. 液相廢棄物

　　一般廚房都將污水直接排入下水道，料理過程之廚餘、清洗碗盤時油脂及大量清潔劑隨之流至水溝，使得生活污水之污染量亦隨之增加，若污水未經妥善處理就排入渠道及河川，往往造成環境衛生髒亂，蚊蠅孳生與惡臭問題，不僅嚴重影響了我們的居家環境品質，更容易造成病媒孳生，同時也污染了我們的河川，將導致水質惡化，影響水正常用途。

為了解決廚房廢水中有菜渣及油脂問題，可在排水口處裝置截油槽，整個槽是設置在地面以下，其設施大概可分為三槽，第一槽沈砂過濾，可將比較重的菜渣、廢棄物過濾，較輕的油脂流至第二槽收集，經截油的排放水由底部流至第三槽而排出。第一槽的除渣籃中的菜渣可以濾乾以廚餘處理，第二槽中的油脂可收集以廢油處理，日常工作需經常清理截油槽，可減少排放水的污染。

3. 固相廢棄物

　　廚房中最多的固相廢棄物就是廚餘。「廚餘」是指飲食過程所產生的有機廢棄物，包括食材料理前後的所有廢棄物，甚至過期食品亦可統稱為廚餘。廣泛而言，更可以包括農畜產、食品下腳料等。此外，也可以區分為如菜葉、果皮等生廚餘，以及經烹煮後的剩飯殘羹等熟食廚餘兩類。日常生活中所產生之剩菜、剩飯、蔬菜、果皮、茶葉渣等有機廢棄物，皆可稱為廚餘。廚餘處理方式一般可分為五種：焚化、堆肥、掩埋、養豬及排入下水道系統。

　　⑴焚化：但是廚餘由於含水率高、熱量值低，因此焚化處理比較困難，特別是由於國人的餐飲特性，廚餘中的鹽分（氯化鈉 NaCl）偏高，更可能是戴奧辛之潛在發生源。

　　⑵掩埋：廚餘易腐敗、產生臭味及吸引蚊蠅，是垃圾場臭味、沼氣及滲出水最大來源，採掩埋方式將可能造成臭味及滲出水等二次污染問題。

　　⑶堆肥：廚餘堆肥只要有適當的腐熟度，可做成優良的有機肥料，但須符合肥料管理法的規定，始可以肥料品名販售，如未能符合肥料管理法規定，可作為土壤改良劑、培養土。

　　⑷養豬：若用於養豬，則豬隻無法消化的東西應先剔除。當然可能會傷害人員作業的尖銳物質也應該排除，另外為避免豬旋毛蟲之感染，廚餘需先經過消毒或加熱處理，至少加熱 100 ℃、10 分鐘。

　　⑸排入下水道系統：餐廳與家庭廚房可裝置廚餘磨碎機，將廚餘磨碎後排入下水道系統，留置污水處理廠處理。

　　廚餘分離、回收可以降低環境污染，垃圾量可降低，使垃圾不發臭及蚊蠅飛舞狀況可望大幅降低，而且讓有機資源能充分回收利用，創造價值，不管是飼料

化或堆肥化都是使有機資源得以循環再利用之途徑。總之,實施廚餘回收,可培養國民惜福愛物的美德,對社會、經濟及環境各方面均有正面之效益。因此廚餘類廢棄物將以分類回收再利用為最佳處理方式。

4. 廢棄物

衛生署等對廢棄物處理在「食品業者製造、調配、加工、販賣、貯存食品或食品添加物之場所及設施標準第七條」所規定「廢棄物之處理應符合下列之規定:一、廢棄物之處理依其特性,酌予分類集存。易腐敗者應先裝入不透水之密閉(封)容器內,當天清除,清除後容器應清洗清潔。二、放置場所不得有不良氣味或有害(毒)氣味溢出,並防止病媒孳生。三、廢棄物不得堆放於製造、調理、加工、販賣、貯存食品或食品添加物之場所內」,可見很重視這問題。

在家庭或學校機構內,現在大家共同體認環保問題的重要性,在垃圾回收時也規定要分類處理,以使回收再利用垃圾。

三、免洗餐具

市面上所使用的免洗餐具材質是由聚苯乙烯(PS)發泡製成的,使用後拋棄,其優點是可減少肝炎等傳染疾病,但缺點為這些使用過的塑膠免洗餐具處理麻煩,造成環保工作的負擔,所以現今政府政策趨向於少用免洗餐具。

免洗餐具之限制使用,第一階段預定自 1996 年 7 月 1 日起以機關、公私立學校、公營事業及軍事機關之餐廳、福利社或員工消費合作社為對象(外售者除外),第二階段將再擴大限制 150 平方公尺以上之餐飲業者。以上對象除軍隊及部分大專院校、醫院未使用免洗餐具外,其餘目前皆大量使用免洗餐具,故必須及早輔導業者因應。

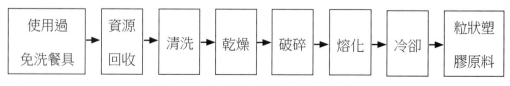

圖 2-7　使用過免洗餐具處理方法

但紙製餐具或可腐蝕的環保餐具則比較不會污染環境。

四、自主衛生管理

　　政府訂定許多基本法令供業者遵循，而且時常輔導與稽查，但業者應建立自行檢查制度是確保餐飲衛生最佳方法，依據檢查結果來逐項改善，才能確保廚房餐廳的衛生。自行檢查的項目很多，從食物採購、驗收、貯存、設施、個人、餐具的衛生檢查。

　　餐飲業實施自主管理每日檢查的項目如下表所示。

表 2-2　縣（市）餐飲業食品衛生自行檢查記錄卡

商號：　　　　　　　　　　　地址：
負責人：　　　　　衛生管理員：　　　　　員工人數：

自　　檢　　標　　準		年 月							
項目	檢查類別 ／ 檢查時間	日 時分	1	2	3	4	5	6	7
一、調理用膳等場所衛生	1.牆壁、支柱、天花板、屋頂、燈飾、紗門窗應保持清潔								
	2.完整暢通之排水系統，地面需清潔，不得有積水現象								
	3.調理場所應有足夠之光度及良好通風及排氣								
	4.應有三槽式餐具洗滌殺菌設備，洗滌殺菌後不得再以抹布擦拭餐具								
	5.調理用之器具、容器及餐具應保持清潔，並妥為存放，防止再污染								
	6.應有足夠而清潔之冷凍，冷藏設備，溫度須保持冷藏7℃以下冷凍 -18℃ 以下，生食、熟食必須分開貯存，避免相互污染								
	7.洗滌餐具時，應以食品用洗潔劑，不得使用洗衣粉洗滌								

項目	檢查類別 / 檢查時間 / 自檢標準	年月日時分	1	2	3	4	5	6	7
一、調理用膳等場所衛生	8.灶面、抽油煙機應保持完整清潔，並不得污染其他場所								
	9.加熱保溫食品不得低於攝氏 65 度（65℃）								
	10.食物應在工作枱上調理，不得直接放置地面								
	11.刀和砧板必須有兩套以上，切實洗淨殺菌完全，並不得有裂縫、生食、熟食要分開處理								
	12.有缺口或裂縫之餐具，不得盛放食品或供人使用								
	13.應採用公筷母匙或其他分食之飲食方式								
	14.食物調理枱面，應以不銹鋼舖設								
	15.抹布應洗淨殺菌並切實執行								
	16.剩餘之菜餚，廚餘及其他廢棄物應使用密蓋垃圾桶或廚餘桶適當處理								
	17.食品原料與成品應分別妥善保存，防止污染及腐敗								
	18.工作場所及餐廳內，不得住宿及飼養牲畜								
二、工作人員個人衛生	1.工作時必須穿戴整潔工作衣帽，以防頭髮、頭屑及夾雜物落入食品中								
	2.工作中不得有吸菸、嚼檳榔、飲食等可能污染食品行為								
	3.應保持雙手乾淨，經常洗滌及消毒，不得蓄留指甲，塗指甲及佩戴飾物等								
	4.手指不可觸及餐具之邊緣，內面或飲食物								
	5.製造場所限制非有關人員進出								
三、原（物）料倉庫衛生	1.倉庫應設置棧板，並保持清潔，良好通風及良好溫濕度控制								
	2.倉庫應設有效防止病媒（昆蟲、老鼠等）侵入之設備								
	3.原、材、物料之使用，應依先進先用之原則，避免混雜使用								
	4.不得住宿及飼養牲畜								

自　　檢　　標　　準		年							
		月							
	檢　　查　　時　　間	日	1	2	3	4	5	6	7
項目　檢　査　類　別		時分							
四、其他	1.凡與食品或食品器具、容器直接接觸之用水水質，應符合飲用水水質標準。（非使用自來水、每年至少送驗一次）								
	2.出入口門窗及其他孔道，應有紗門、紗窗或其他防止病媒進入之設備								
	3.廁所應與調理食品之場所隔離，且應採用沖水式保持清潔，並有洗手設備								
	4.四週環境應保持整潔，排水系統應經常清理，保持暢通，並應有防止病媒侵入之設備								
	5.工作人員之宿舍，休息室應有專人負責，並經常保持整潔								
衛生管理簽名									
追蹤改善事項									

1.請各商號之衛生管理員每日自行選擇適當時間依上列檢查項目逐實施自行檢查之工作。

2.本記錄卡請填妥後於每月五日逕寄　衛生局第七課或衛生所，並自行影印一份留存一年備查。

3.　　衛生局地址：　　　　服務電話：　　　　FAX：

　　餐盒業實施自主衛生管理每日應檢查的項目如表 2-2 所示。

表 2-3　餐盒業衛生管理自行檢查記錄卡

負責人：　　　　地址：　　　　電話：　　　目前供應機關
目前供應機關學校名稱：

項目	次數 / 檢查結果 / 檢查日期	年月日	1	2	3	4	5	6	7
		年							7
		月							
		日							
環境衛生	1.廢料、垃圾妥善貯存，並當日處理								
	2.排水暢通、水溝出口處設完善溝網								
	3.紗窗門、塑膠廉隨時關閉								
	4.整潔、不住宿、不飼養家禽、不准積與製作無關之物品								
員工個人衛生	5.全體員工工作衣帽穿戴整潔								
	6.手部應徹底洗淨，不留指甲，不塗指甲、不配戴飾物，且不得有膿瘡或皮膚病								
	7.調理包裝成品人員應戴手套，並用專用夾								
	8.工作中不裸背、赤腳、吸菸、嚼檳榔、飲食等可能污染食品之行為								
	9.休息室更衣室整潔，並專人管理								
	10.洗手、消毒設備保持整潔，並持續使用								
食物採購與貯存	11.筷子、餐盒不長黴不破損、應清潔，且貯存完善								
	12.包裝物料應標示完全，且在保存期限內用完								
	13.倉庫設有砧板或物料架，原料定位、分類、標示，且每日清掃								
	14.食品、原料不可置於地面，不可以報紙或有色塑膠布覆蓋，度注意先進先出原則								
調理加工場所衛生	15.通風良好，調理枱面光度應 200 米燭光，且有燈罩保護								
	16.砧板、刀具各二套生熟分開使用，用畢清洗，每日放入紫外線殺菌箱內滅菌								
	17.與食品接觸之容器採不銹鋼或陽極處理鉛或無毒塑膠材質								
	18.冷藏在 7℃ 以下，凍結以上；冷凍在 -18℃ 以下；熱藏在 60℃ 以上；並有溫度指示裝置								
	19.冷凍、冷藏庫定期除霜、整潔、容量在 60％ 容積以上，生熟食物加蓋或包裝分類、定位、標示貯存								

次　　　　　　　　　　　　　　數	1	2	3	4	5	6	7
項　　　　　　目 檢查結果 檢查日期 年月日							7
20.食物料洗滌乾淨、盛裝容器具整潔							
21.牆壁、天花板、門窗整潔、地面不積水							
22.使用自來水，如地下水每半年送驗，記錄保存							
23.熱水系統三槽式自動洗滌並使用合格清潔劑							
包裝場所衛生 24.空氣過適及換氣設備，光線充足，環境整潔乾燥							
25.包裝材質應以低污水性（紙餐盒）為原則，印有「不可隔餐食用」或其他警語							
26.包裝枱面、輸送帶器具、容器清潔							
27.容器具洗淨後固定存放場所							
檢查及品管 28.獨立檢驗室，備有簡易檢查設施，且確實執行檢驗工作							
29.每日有食品衛生檢查記錄及追縱，改善之處理，並有記錄							
30.隨機取樣乙份，以保鮮膜包妥，置 5℃ 以下保存二天以上備驗							
廁所衛生 31.採沖水式，大小便池應消毒完好、清潔無臭味、男女分設							
32.光線30米燭光以上，空氣流通							
33.牆壁、天花板、門窗應整潔、地面不積水							
34.設有盥洗設備，並備有洗手用清潔劑、烘手設備							
檢　　查　　人　　員　　簽　　名							

說明：1.員工每年至少接受健康檢查一次，如患有出疹、膿瘡、外傷、結核病及腸道傳染病等可能污染食品之疾病，不得從事與食品有關之工作。
　　　2.請按日逐項填列，並於每月五日前逕寄　衛生局第七課備查，並自行影印一份留存一年以上。
　　　3.　　　衛生局地址：　　　，服務電話：　　　，傳真：

（資料來源：餐飲業衛生管理講義，台灣省政府衛生處 88 年 6 月編印）

第三章

食材之採購及儲存

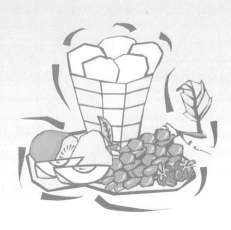

前　言

　　餐飲採購不單包含購買之所有程序，一連串的後續作業控制也需謹慎，其工作複雜而且麻煩；在採購前需先確立採購原則，使用合適方法，落實驗貨程序，妥善儲存，嚴密控管流程，才能達到預期目標。一般而言食材之採購成本約佔總成本三分之一，如果超出太多會造成利潤下降，所以採購佔餐飲業工作中極重要地位。

第一節　採　購

一、定　義

　　採購是根據餐飲業本身銷售情況與計畫，以最低總成本，最高效率去取得所需的、適當的材料與設備，作為供餐銷售之用，所以採購本身是一種技巧，也是一種管理。採購與安全衛生品質息息相關，需慎重選擇。

二、採購基本原則

1. 價格：價格在於確保所購物之成本，但若不能確保適當品質與可靠繼續之供應，則價格毫無意義可言，所以價格在決定採購原則中應為最後一項考慮之因素。

2. 數量：影響適當採購數量的因素是存貨控制與適當數量的關係，現今決定適當數量方法，大都利用數學原理，最著名的如經濟訂購量（Economic Order Quantity，簡稱 EOQ）所謂 EOQ 就是將全部或一部分物質的採購量，予適

當按排，分為若干訂購期，勿使存貨過多，增加倉儲保管負擔，也勿存量太少，造成供不應求，應靈活應用，以收最高經濟效益。

3. 規格：在採購的過程中，規格的訂定最為重要，在採購前需加以研究，對規格有正確認識，才能順利進行。而且是買賣雙方交貨依據，所以要精確明訂，以減少糾紛。

4. 衛生品質：採購的目的是以最低的成本取得最佳之品質，尤其食品講求衛生，在食材來源不清楚，即使價格便宜也不要採購。

5. 適當交貨：採購物質要能夠依約定時間與地點交貨，所以必須注意供應時間、程序是否合理？供應商是否可靠？

第二節　驗　收

一、驗收意義與分類

採購貨物後，需經過驗收才可入庫，需有專人負責。所謂驗收是指依據驗收標準及訂立驗收方法來進行，檢查貨品否合於品質要求、數量是否正確的一項業務。驗收是一種手段而不是目的。

驗收分類可分為：

1. 一般驗收：此類驗收比較單純，可用目視，可用度量衡具來檢視貨物的重量、數量、規格等。

2. 技術驗收：如果以目視不能鑑定者，由各專門技術人員以儀器作物理、化學、生物之性能以及使用之效能的檢驗。

3. 抽樣驗收：凡物質為大宗，無法一一加予檢驗者，或者經拆封後不能復原者，可以抽樣檢驗。

二、驗收基本原則

驗收在於確保交貨安全，驗收時所應注意須堅持實事求是和公正、公平、公開的原則。對有爭議的問題，要從全局出發，充分協商，合理解決，不得弄虛作假和虛報、瞞報有關資料。

驗收原則：

1. 標準化規格：供應商為合法之優良廠商，堅持驗收工作全面系統和嚴肅、科學，驗收結果明確的原則。

2. 合約條款應明確，驗收人員才有準則可依循。

3. 健全的驗收組織：專業驗收人員應受高度訓練，具有良好操守及專業知識。堅持實地核查，嚴格執行標準的原則。

4. 採購與驗收應明確劃分：現今講究分工合作，採購與驗收人員分開，可發揮制衡作用。

5. 講求效率：驗收工作力求迅速、確實，以減少買賣雙方的麻煩。

三、食材驗收

食材驗收，除了數量、重量規格外，其品質也需注意，可由外觀品評來檢測產品是否合乎品質要求，食品原料鮮度判定準則有下列幾則可作參考：

（一）肉　品

可用感官來判定其品質，新鮮溫體肉都有其特有色澤，例如豬肉是鮮紅色、牛羊肉為深紅色、雞肉是淡紅色；鴨肉為深紅色、表面無出水現象，用指壓下去有彈性而且有光澤，無異味。加工肉品應有完整的包裝與標示。

選購時應注意來源，例如有 CAS 優良肉品認證廠商及其產品，以確保肉品的安全衛生，如果貪圖便宜購買來源不明的私宰肉，會影響健康。

（二）蛋　類

　　目前餐廳大都使用整箱的新鮮蛋，驗收人員應檢視是否有蛋殼破裂。新鮮蛋的特徵是表皮粗糙，振動無聲；打開來，蛋黃矗起，蛋白濃稠。

（三）水產品

1. 魚類表皮的鱗能夠牢固貼在皮膚上，眼球不可混濁，鰓顏色鮮紅，由外部壓下去腹部不會有軟弱的感覺。剛由水中撈起時無腥味，隨貯藏時間增長，魚腥味愈濃。
2. 蝦：無臭味、組織堅實，依蝦類組織不同，蝦殼可能為灰色或粉紅色，蝦頭與身體部位分離者表示不新鮮。
3. 牡蠣形狀應完整，不黏手，汁液不混濁，鮮豔有光澤，並且有彈性。
4. 花枝：新鮮者沒有臭味，不鮮者皮會變白，並帶有紅茶色，頭部與身軀似乎有分開現象，發生臭味。
5. 蟹、龍蝦：活蟹的足應還會活動，活的龍蝦，其尾部應捲起，而不垂下，煮熟時應為鮮紅，而無令人生厭氣味，輕輕掀起殼時，如有臭味即為不鮮品。

（四）乳製品

1. 鮮乳：色澤純白且有光澤，若膩白光澤中摻有幾分清淡則已開始腐敗。其外觀乳質均勻無分離沈澱。購買時最先要看標示，主要是製造日期，標示不清或已過期者，不要購買。
2. 奶粉：因奶粉因包裝容器使用罐頭，故一般先注意其包裝、標示是否完整，外觀是否變形、生鏽、破裂。開罐後優良的奶粉，粉質乾鬆，顏色微黃，氣味芬芳。
3. 奶油及人造奶油：包裝標示清楚，貯存在冷藏庫中，風味良好、顏色均勻、無怪味、無雜質。

（五）蔬果類

1. 蔬菜類應有光澤、嬌嫩、多汁、新鮮者；敗壞，枯萎即不可取。

2. 水果類：以合乎季節生產為原則，當令水果甜度高、口味佳、價格便宜。

3. 常見蔬菜之產期

蔬菜別	產期	蔬菜別	產期	蔬菜別	產期
白蘿蔔	全年	豆薯	8~9月	胡蘿蔔	12~5月
牛蒡	2~4月	大蒜	12~3月	洋蔥	4~5月
孟宗竹筍	11~5月	芋頭	5~10月	桂竹筍	7~4月
馬鈴薯	12~3月	嫩薑	5~10月	甘薯	9~12月
老薑	8~12月	茭白筍	5~10月	蓮藕	7~4月
甘蔗筍	10~3月	萵苣	11~2月	菱角	9~12月
蘆筍	4~10月	菜心	12~2月	大頭菜	11~4月
韭菜	全年	包心白菜	5~10月	高麗菜	6~9月
小白菜	5~10月	菠菜	11~4月	芥菜	1~2月
空心菜	全年	莧菜	全年	茼蒿	10~12月
芥蘭菜	12~3月	花椰菜	10~12月	芹菜	10~4月
金針菜	6~10月	韭菜花	4~10月	大黃瓜	3~10月
絲瓜	5~9月	南瓜	3~10月	冬瓜	4~10月
茄子	10~3月	苦瓜	5~10月	番茄	11~5月
黃秋葵	3~11月	甜椒	1~*月	碗豆	11~3月
毛豆	3~10月	敏豆	全年	蠶豆	11~4月
玉米	9~3月	洋菇	全年	木耳	全年
鮑魚菇	全年	金針菇	全年	香菇	全年

4. 常見水果之產期

水果別	產期	水果別	產期	水果別	產期
香蕉	7~9月	文旦	10~11月	椪柑	10~3月
桶柑	12~2月	柳丁	10~2月	鳳梨	5~8月
荔枝	5~7月	龍眼	7~8月	番石榴	7~10月
枇杷	8~9月	釋迦	8~9月	蓮霧	5~6月
土芒果	5~7月	愛文芒果	5~8月	海頓芒果	5~8月
凱特芒果	8~10月	金煌芒果	8~10月	木瓜	10~1月
李	3~7月	世紀梨	6~10月	蘋果	9~11月
柿	8~11月	西瓜	3~10月	哈密瓜	3~5月
梨	8~10月	水蜜桃	3~7月	葡萄	7~10月
草莓	2~4月	小玉	3~10月		

（六）罐頭食品

　　罐頭食品是各類食品經過密封、殺菌的產品，在常溫下可貯存一段時間，若製造程序有問題，則會發生膨罐，所以採購罐頭原則，先視外觀是否完整，有無膨罐、生銹罐、漏罐，罐頭外壁標示的製造日期及使用期限，有任一項缺失，就不可採購。

（七）冷凍食品

　　按 CNS 規定冷凍食品不管在運送或貯存，都需在 -18℃ 以下進行，所以良好的冷凍食品，表面有明確標示、凍結狀態堅硬者、包裝密封、外觀良好無結霜，最好有優良肉品或優良冷凍食品標示者。

（八）乾料

　　乾料種類繁多，如米粉絲、糖、鹽、香辛料，但其包裝大都完整有明確標示，所以驗收重點在於包裝是否完整、標示清楚。

第三節　倉儲管理

食物保存具有下列三大功效。

1. 食品衛生：可防止食品腐敗、變質、預防食物中毒。
2. 食品營養：食品保存適當，可減少營養素的損失。
3. 食品經濟：可減少原料損失，節省人力。

為了要達到此功效，需注意幾個原則：第一防止二次污染：可利用棚架，加蓋容器，分類貯存，以防止灰塵、外來物污染。其次利用(1)冷藏、冷凍庫；(2)熱藏庫（庫內溫度 60℃ 以上）來貯存，抑制微生物生長。

一、細菌生長繁殖與溫度之關係

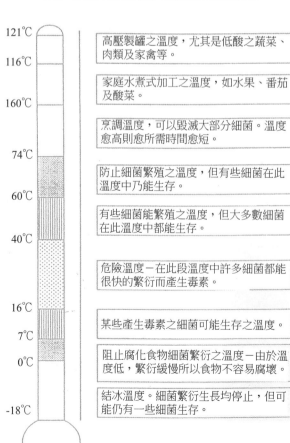

121℃ / 116℃	高壓製罐之溫度，尤其是低酸之蔬菜、肉類及家禽等。
160℃	家庭水煮式加工之溫度，如水果、番茄及酸菜。
74℃	烹調溫度，可以毀滅大部分細菌。溫度愈高則愈所需時間愈短。
60℃	防止細菌繁殖之溫度，但有些細菌在此溫度中乃能生存。
40℃	有些細菌能繁殖之溫度，但大多數細菌在此溫度中都能生存。
16℃	危險溫度－在此段溫度中許多細菌都能很快的繁衍而產生毒素。
7℃	某些產生毒素之細菌可能生存之溫度。
0℃	阻止腐化食物細菌繁衍之溫度－由於溫度低，繁衍緩慢所以食物不容易腐壞。
-18℃	結冰溫度。細菌繁衍生長均停止，但可能仍有一些細菌生存。

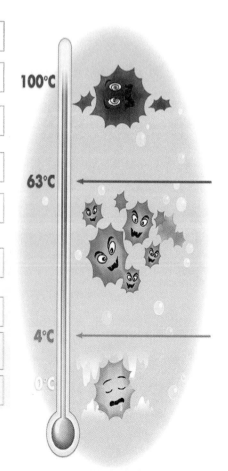

※危險溫度帶：

(1)調理場所溫度必須每天檢查，需注意空調、通風設施，防止食品劣變。

(2)冷藏庫溫度：7℃ 以下。冷凍庫溫度：-18℃ 以下。

二、溫度的控制

用不正確的溫度貯存食物可以導致引起食物中毒的細菌繁殖，這些細菌會在 5℃ 至 60℃ 之間的溫度增長。為了防範起見，冰箱的溫度不應該超過 5℃，並且在食物的周圍應該有足夠的空氣流通，以確保溫度均勻分佈。

1. 熱的食物應該用 60℃ 以上的溫度貯存。

2. 應該把重新加熱的食物迅速地重新加熱，直至該食物的所有部分都達到 75℃ 為止。

3. 已經冷凍的食物應該放在冰箱或微波爐內解凍。把生的食物放在室溫下越久，細菌就會繁殖得越快，而且可能會形成毒素。

4. 為了殺死食物內的細菌，必須徹底把食物煮熟。

三、貯存食物原則

生的肉類、魚、家禽、和生的蔬菜可能含有大量的細菌，如果沒有小心地貯存或處理，則這些食物可以交叉污染即食的食物。預防措施：

1. 貯存生的食物時，應該把食物覆蓋著或放在密封的容器裡，放在其他即食的食物之下，以免部分食物和肉汁溢出或滴到其他的食物上面。

2. 在未把食物放在冰箱、冷凍機和碗櫃貯存之前，應該把食物覆蓋著，以免食物受到污染。

3. 貯存地方要陰涼、清潔和乾爽，並與清潔化學用品分開存放。

4. 食物應貯存於蓋好的容器內或包裹好。

5. 易腐壞食物應在購買後立即貯存於低溫櫃內。切勿把易腐壞食物置於室溫下

不加處理超過2小時。肉類應放在冷凍櫃內最凍的地方，奶類則放在冷藏庫內。

6. 明確標示、先進先出：保存食品遵守先進先出（first-in first-out）原則，並確實記錄。在驗收時能在包裝上標明進貨日期、時間，則倉儲人員或管理者隨時檢驗，才能落實。

7. 不應用報紙、不潔的紙張或顏色膠袋包裹食物。

四、冷藏（凍）庫管理

1. 溫度管理：冷藏溫度應維持於 4 ℃ 或以下，冷凍溫度則應維持於-18℃或以下。儘量減少開門次數與時間。

   門開關限度：室溫 18 ℃ 打開 10 秒，溫度上升 5℃。室溫 30℃ 打開 15 秒，溫度上升 18℃。

2. 容量管理：冷藏、冷凍庫內應避免放置過多食物，裝置容量應在 50～60 ％ 之間以保持冷氣循環流通。

3. 防止污染：蔬果、水產、畜產品原料與製品應分類、分開貯藏。熟食成品應用容器密封，避免與生食交互污染。應設棧板或棚架，食物既使用箱子裝置或已包裝也不可直接置於低溫室的地上。

4. 定期清理：食物貯存時間不可太長，過期食品應拋棄。定期以氯水（殘氯 200 ppm）清洗、消毒，確保清潔。

五、乾倉庫管理

　　指存放乾燥食品、原料或其他不必冷藏的貨物之場所。所以乾倉庫應保持通風、乾燥、涼爽，但也不容許陽光直接照射，保持一定的濕度與溫度，以避免降低食品的品質。良好的物料管理可使倉庫充分使用，其作業要點如下：

1. 保持清潔：鋪設棧板與置物架，食品與原料不可放置於地面。定期清理，以

保清潔。

2. 分類貯存，例如雜項物放置區、化學物區、原材料、調理食品……等。

3. 監控溫度、濕度及新鮮度：對於倉庫內貨品要定期檢查是否新鮮，過期物品、味道改變的食材立即清理，以免污染其他物質。

4. 應設貨品儲存位置平面圖與卡片，能記錄出入庫貨品名稱、數量與日期，以便管理。

六、一般食物之貯存

1. 肉類：肉與內臟要分開，清洗瀝乾，以塑膠袋包裝好，存在冷凍庫中，但不要存放太久，如置於冷藏，以不超過24小時為宜。

2. 蛋：蛋類經擦拭後，鈍端朝上置於冰箱蛋架上。

3. 乳品：

    (1)鮮乳應貯存於冷藏冰箱，整瓶打開，最好一次用完，未用完之罐裝乳應倒出，放入有蓋的玻璃容器，再放入冰箱。

    (2)罐裝奶粉、煉乳、保久乳應貯藏於乾燥、無日光直接照射地方。

    (3)冰淇淋應置於冷凍庫保存。

4. 穀類：放於密閉、乾燥容器中，勿存放過久，以免蟲害與發黴。

5. 魚：除去內臟與鰓，清洗乾淨，置於冷凍庫中保存。如果放在冷藏中，24 小時內烹調食用。

6. 蔬果類：以塑膠袋包好，置於冰箱下層或陰涼處，趁新鮮食用，存放愈久，營養損失愈多。

7. 豆類：乾豆類應置於乾淨容器中，存放於陰涼處。青豆類應清洗瀝乾水分，置於冷藏庫。豆腐、豆乾類用冷開水清洗，放入冷藏庫中，儘快食用。

8. 調味料

    (1)醬油：開封後不宜久藏，使用未完的醬油應將瓶蓋拴緊，置於乾爽陰涼處，如要放置時間稍久，則應貯存於冰箱。

(2)醋：因為醋的pH值低，所以貯存時不要側放，以免醋浸濕瓶蓋，使其瓶蓋物質溶出而漏泄。

(3)沙拉油：置於陰涼地方，避免日光照射，盛油的容器要乾燥、清潔、密封。

(4)蛋黃醬：放在冰箱之冷藏部以免變質。

(5)乳酪（butter）與人造奶油：短期貯存可置於冰箱下層或冰箱門內貯藏室，而人造奶油於 7℃ 可長期貯存，乳酪在 -18℃ 下可貯藏 5～6 個月。

(6)發酵醬：取用後，要蓋緊瓶蓋，置於冰箱。

9. 酒類、飲料：含碳酸飲料，開瓶後儘速飲用，不然以特殊密封栓封口。鐵罐飲料移於玻璃或塑膠瓶貯存。酒類如未開封者貯藏於陰涼通風處，避開直射光線，如葡萄酒等有軟木塞者要橫置。

10. 罐頭：袋裝與罐頭食物也要小心保存，並時常留意食用日期：酸性罐頭食品如番茄和鳳梨可存放二到五年；酸度較低的罐頭可以保存十二至十八個月。

第四節　製備的安全

一、烹調食物

1. 烹調食物前後及處理垃圾後，要徹底用清水或肥皂洗手。
2. 工作時要戴上可清潔易洗的圍裙和頭罩（帽子）。
3. 如手上有傷口或發炎，要用防水膠布包紮，以防止傷口的細菌沾污食物。
4. 把用以配製食物的器皿、設備及工作枱面清洗乾淨。
5. 崩裂的食具，應棄置不用。
6. 徹底用飲用水洗淨食物，有需要時用刷子加以洗擦。
7. 把蔬果（尤其是生吃的蔬果）徹底洗淨。

8. 用不同的器皿盛載熟食和未經煮熟的食物，避免兩者交叉污染。

9. 用不同的配備（如：刀和砧板）處理生的和熟食的食物。

10. 除掉蔬菜的外葉後，將蔬菜浸在水裏一小時後才清洗，消除蔬菜上可能殘餘的農藥。

11. 冷凍肉和魚類要先徹底解凍才烹調。

12. 將食物徹底煮熟才進食。

13. 用乾淨的調羹試食，不要用手指或使用中的杓子等試食。

14. 烹調後儘快進食。

15. 不要烹調過量食物。

16. 從冰櫃中取出熟食，要徹底加熱（至攝氏75度或以上）才可進食，再加熱所需的時間通常不應超過 2 小時。而且已加熱的有潛在危害食物，不應再行冷卻及重新加熱。

17. 不要徒手接觸熟食。

18. 生病時，例如發燒、肚瀉和嘔吐時不要處理食物。

19. 處理食物時不要吸菸。

20. 不應對著食物咳嗽、打噴嚏。

二、幾種常用解凍方法

1. 室溫解凍：將欲解凍的食材置於室溫下解凍，如果室溫較高則會縮短時間，但也容易受到微生物污染。

2. 冰箱解凍：將凍結的食品從冷凍櫃中移至冷藏冰箱，以低溫緩慢地解凍，雖時較費時，但比較不受污染，能維持較佳品質。

3. 流水解凍：以流水解凍，所費時間短，但須將冷凍肉品密封包裝，可防風味與養分流失。

4. 煮熟解凍：例如冷凍水餃，直接放入滾水中，解凍、煮熟一次完成。

5. 微波解凍：此法雖然快速，但對於已解凍與凍結部分微波穿透力不均勻，因

此塊狀食品外部已經熟了，內部還未解凍。

6. 遠紅外線解凍：利用遠紅外線進行冷凍食品快速解凍，試驗結果證明，塊狀冷凍食品的中心溫度快速上升，並且表面溫度與中心溫度始終保持大致相同溫度，所以遠紅外線照射用於快速解凍是合適的。

7. 新推出的專用解凍庫以導電解凍，將欲解凍食品放在金屬容器中，將其堆積密貼於解凍庫牆壁解凍，因庫內為冷藏庫，可保低溫而不變質。此法的優點是不會有解凍滴液（drip），但解凍時間較長，且解凍庫也要另外購置且費電。

第四章

由食物引起的疾病

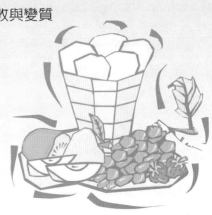

第一節　食物與疫病

一、因食物為原因的各種疾病

　　因食物為原因的疾病有「營養失調」，「飲食不適症」，「食品中毒」等。

　　嚴格地說，「營養失調」並非疾病，是必需的營養不足的狀態。偏食加工食品的膳食持續過久後，引起鋅不足就是一種營養失調，會發生味覺障礙等症狀。維生素 B_1 不足則會發生腳氣病，維生素 C 不足會引起壞血症等，各營養素都有其缺乏症。

　　營養失調嚴重的是由於作為熱量源的醣質或蛋白質等的不足所引起者，這主要是因貧困而食物不足為原因者較多。小孩的營養失調有稱謂「營養性消瘦（Marasmus, nutritional）」則由於總熱量與蛋白質都不足者與稱謂「金孩病或紅孩病（kwashiorkor）」症狀的慢性蛋白缺乏症。前者會體重極端的減少並消瘦，臉孔像老人，如飢餓狀態拖久就會死亡。後者是體重減少，同時會出現水腫、成長緩慢、智能、精神方面的發展會惡化。

　　「飲食不適症」是常被使用，但這並非醫學的病名。一般指的是飲食不適，則所謂寒性體質因攝取寒性食物所引起的，或由暴飲、暴食所引起的打嗝、肚子痛、下痢、嘔吐等症狀。

　　「食品中毒」是由攝取有害的物質所引起的疾病。所謂有害物質，其種類也很多，但大都指的是附著於食品的細菌。談起食物中毒則有集體發生的印象，實際上，在家庭發生的機會是僅次於餐廳的狀況。

營養失調

⊙由偏食的營養失衡

連續的速食攝取生活，特定的
營養素容易不足。

⊙醣質、蛋白質不足的營養失衡

由攝取不到最低限食物所引起
的。

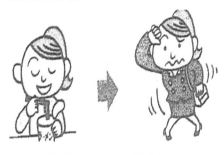

維生素、礦物質容易不足

鋅不足……味覺障礙
鐵不足……貧血
鈣不足……骨質疏鬆

> 營養性消瘦（Marasmus, nutritional）總
> 熱量、蛋白質都不足所引起者。
>
> 金孩病或紅孩病（kwashiorkor）因蛋
> 白質不足所引起的。

成長期患營養失衡，即以後也有後遺
症

飲食不適症

食物為原因的身體不適（主要是消
化器官）的症狀，非醫學名稱。

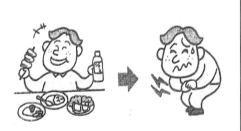

飲食不適、飲食過飽、消化不良。

飲食不適症

攝取有害物質，引起體調不良（原
因清楚）

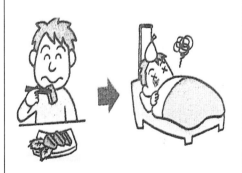

由微生物產生有毒物質或食品所有
毒物等也有可能危及生命

圖 4-1　食物與疾病

二、飲食不適症是什麼狀況

比食品更廣泛的飲食不適症。

如前述，食物中毒也有人稱為飲食不適症，但是飲食不適症表示所指的意義稍微廣泛些，如寒性體質攝取寒冷性食物所引起的症狀－打嗝，還有熱性體質者攝取麻油，熱性食物引起的過敏症狀：失聲、燥熱等現象，其他因暴飲、暴食引起的腹痛、下痢、嘔吐等都由包括在這飲食不適症。又如飲用冷啤酒的同時攝取油炸食物所引起消化不良等，俗稱食物相剋也在內。

食物相剋因人而不同，但一般說來，攝取冰冷食物會產生消化能力下降，再攝取油膩的食物，會蓄積食物，引起下痢、嘔吐等症狀。

又攝取鯖魚等青色魚、蝦、蟹、貝類、牛乳等特定食物等會有不適的食物過敏者，容易發生消化不良、蕁麻疹等現象。

不管如何，飲食不適症幾乎都會引起腹痛、下痢、嘔吐等消化器官的症狀。發生下痢或嘔吐時，為了防止脫水所以要給予充足的水分。如發生下痢或嘔吐，為了防止脫水所以要補充充足的水分。此時若給冰冷飲料，不如給予白開水或茶水，以溫暖身體並改善代謝。下痢如不嚴重者可以補給稀飯等，容易消化的食物開始。嘔吐時，絕食半天，如可以開始進食，即從稀飯給予。

預防飲食不適症的第一步是要注意吃法。不要超過自己的消化能力的暴飲、暴食，尤其是自助餐或吃到飽的餐廳很容易吃過頭。要弄清楚對自己不利的食物相剋，或會引起食物過敏症的食物要避免食用。

飲食不適症原因

消化能力低落狀態

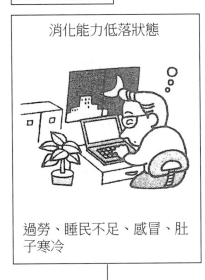

過勞、睡民不足、感冒、肚子寒冷

攝取消化不良的食物

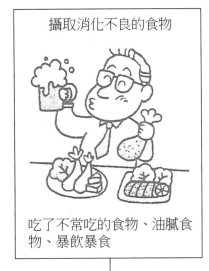

吃了不常吃的食物、油膩食物、暴飲暴食

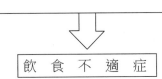

飲 食 不 適 症

患飲食不適症

⊙不要給消化器官負擔
　⊙避免寒冷食物
　⊙攝取容易消化食物
　⊙絕食等

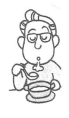 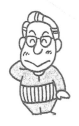

◎保溫腹部

症狀厲害，頻發時即有可能是食品中毒、食物過敏等，所以要去看醫生。

圖 4-2　飲食不適症

三、食物相剋

　　從日據時代我們就聽到食品相剋的說法，這是表示將某食品與另一種食品一起食用時會吃壞肚子。例如前幾年的月曆或農民曆有登載食品相剋的圖表，以供民眾參考。

　　舉出例子有「鰻魚與醃漬物」、「油炸食物（天婦羅）與西瓜」、「玉米與文蛤」、「豬肉與蕎麥麵」、「螃蟹與冰水」等。

　　這是從前交通不很發達，收穫或捕獲的食料在運輸中鮮度會劣化。保藏方法也沒有像今天發達，所以在運輸中途變成接近腐敗的狀態的緣故。尤其像螃蟹、蝦類、貝類的生體內酵素是很容易引起自己消化的狀態，更容易發生中毒的危險。

　　因此長久的膳食生活歷史中，所得到的衛生上的知識，或者是營養上的知識，以相剋的形式教導民眾，不要食用這種容易腐敗食材。

　　日本，國立營養研究所在第二次世界大戰前，就將鰻魚與醃漬梅的相剋做實驗。則大量購買鰻魚（白燒）與醃漬梅，請大家實際將兩者一起食用。結果沒人吃壞肚子。這種說法可能故人為了忠告民眾不要過食與美食（鰻魚價格昂貴）的緣故吧。

　　食品相剋的另一個原因可能是公告民眾「消化不良」。例如油炸食品與西瓜表示油膩與多量水分的搭配，螃蟹與冰水是蛋白質與水的組合。這是攝取多量的水，或冰冷的水後，則消化會不好。

四、現代版的食物相剋

　　將蔬菜做成醃漬物，或將生鮮蔬菜在口中咀嚼，則蔬菜中的硝酸會轉變成亞硝酸，但如有維生素C存在就不會發生這反應。又，鮮度轉劣的魚肉中含有二甲胺（dimethyl amine）。這亞硝酸與二甲胺在試管中混合就變成致癌物質亞硝酸

胺（nitroamine）。這在日本被稱為「昭和的食物相剋」，在媒體上被渲染，在台灣也曾經鬧過這新聞，尤其是香腸等醃漬肉，為了防腐及保色會添加亞硝酸鹽等，而也會成為亞硝酸，然而新鮮蔬菜含有維生素 C，因此與不新鮮魚類一起食用時，則會防止發癌物質的生成。

五、錯誤的民間有關食物傳說

例如關於蛋類「有血絲的蛋黃不能吃」、「繫帶（chalazae）不能吃」，這都是毫無根據的。或者看海藻在海底搖動就聯想到頭髮，而說成「吃海藻就頭髮會茂盛」，又連結到這是由於海藻含有碘的關係。

今天更有很多關於對身體健康有益的傳說，例如「糙米比白米富於營養」、「醃漬梅對傳染病有效」、「紅色殼的雞蛋較為營養」、「稀飯較易消化」、「水果可以代替蔬菜」、「粗食（攝取非精緻膳食）會有豐富的母乳」、「香菇經過日曬所以有維生素D」、「斷食對身體有益」、「吃米飯會血壓高」、「吃辛辣的食物腦筋會不好」、「魚類的血合肉不能吃」、「攝取熱燙的食物對胃不好」、「麻糬消化不好」、「喝茶則皮膚會變黑」、「喝醋身體會變柔軟」等。

這些都由誤會所產生，或只在某些條件下所發生的，所以要好好思考科學上的真偽。飲食是眾人所實行的事情，除非中毒等症狀，錯誤反應並不會及時出現。因此不要被別人的說法誤導。

六、食材與藥物的相剋

大家都知道要以白開水吃藥，但很多人都以眼前的茶或咖啡吞下藥物，到了晚上可能在酒吧想起忘記吃藥了，而以啤酒配藥。

常聽說「抗生素與酒精會相剋」、「退燒藥與咖啡不宜一起飲用」等說法。實際上酒類與咖啡因飲料（咖啡、紅茶、綠茶等）與藥物的配合是禁忌。酒精或咖啡因會促進或抑制藥效作用，藥效太強會出現副作用，或相反地藥效減弱就不

能顯出預期的效果等負面的結果。咖啡因常含在營養飲料劑中,所以和感冒藥一起服用也應該避免。

其他,想不到對藥效會造成影響的是葡萄柚。尤其是葡萄柚果汁是被濃縮者,所以值得注意,對鈣(降壓劑)、安眠藥、憂鬱藥、抗癲癇藥、抗生素、類固醇劑、抗高血脂症藥等多種藥類的藥效有影響。牛乳也要注意其對抗生素或抗真菌藥的搭配。

如懷疑其搭配是否有問題時,最好還是以白開水服用藥物較能放心。

第二節　安全的飲食生活

「原產地生產者」、「當季出產者」、「整個食用」。

為了穩定供應糧食,產生品種改良、養殖、化學肥料或農藥的使用,基因改造作物等的技術,而糧食的產量有驚人的增加,也出現了刮目相看的新品種。又在食物的加工、貯藏的技術也有進步,在先進國家已不再有糧食不足的問題了,但在反面,食品的安全性卻成了問題。

食品的安全性也受到了消費者追求奢侈的飲食生活的影響。為了不受當季的影響,一年四季都低價購買到廉價的糧食,能買到全世界各地的食物,食品的安全性就受到了威脅。又希望將喜歡的食物,盡情地食用,所以產生了營養的過多、偏食等問題。現在被再將飲食生活重新檢討的關鍵詞(key word)是「原產地生產者」、「當季出產者」、「整個食用」。

原產地是指在每一個地方都生產營養豐富且抗氧化作用的「長壽食物」,則表示食用其所產生或成長的土壤所育成的糧食,最適合其身體。在大戰後,飲食生活快速西化,不適合高脂肪膳食的國人,出現比歐美人士較高的糖尿病罹患率,國人還是適合當地的飲食方式。

攝取當季的農產品表示,其營養價較非當季者高,且不必花較多的手續育成,所以安全性高且有成本亦低的優點。

整個食用表示將農作物整個食用之意，如此不但攝取的營養素種類多，捨棄部分亦有較少的優點。

　　要過著將食品的危險性完全排除的飲食生活，幾乎不可能，但由改變志向來過著更安全且健康的飲食生活是可能的。

再 思 考 飲 食 生 活

原產地生產者

　　當地的傳統飲食是採用當地所生產，適合人體構成，富於營養成分的菜餚。

當季產產者

　　在當季所生產的蔬菜、魚貝類比其他季節生產者，不但營養且風味也佳，價格也便宜。

整個食用

　　將部分食材捨棄不吃，該部分營養價高者很多。

骨頭…………鈣含量高

皮………………比身體維生素 A_1、B_1 更豐富

內臟…………維生素D很豐富

根菜的葉部分，其維生素或礦物質很豐富

第三節　食物過敏

一、食物變成過敏原（allergen）

　　過敏症（allergy）是異物侵入體內時，要將其排除的反應異常地作用而破壞體內組織或器官的現象。例如在鼻子或眼睛有異物侵入時，會流眼淚、打噴嚏而將其排出體外，但這反應過烈地作用，如僅少量花粉侵入即不停地打噴嚏，或不停地流眼淚，這狀態就是所謂過敏症（花粉症）了。食物也是侵入體內的異物，所以對某些人特定的食物會成為過敏原，引起食物過敏症。成為過敏原的主要食物有蛋類、牛乳、大豆、米、小麥、蕎麥、蝦、蟹等。

　　食物過敏症的症狀很多，但最嚴重的症狀稱謂過敏性反應休克（anaphylaxis shock），攝取食物後，幾秒至 30 分鐘後，則會發生蕁麻疹、腫脹、呼吸困難、血壓降低等全身症狀，甚至死亡。有食物過敏症的小孩，曾在學校養午餐吃了蕎麥麵，或含蕎麥粉的點心而死亡的例子。一般看到的症狀是攝取了該食物後，幾分鐘至 2 小時以後，出現搔癢或腫脹、蕁麻疹等皮膚症狀，腹痛或嘔吐、下痢等的消化器官症、鼻炎、結膜炎、呼吸機能的降低等的症狀。

　　預防食物過敏的方法是訂出過敏原的食物，而不要攝取它。然而如剔除廣泛的食品，就會在營養方面出問題。有一段時間，過敏症狀的特異性反應性（atopy）皮膚炎的元兇，被認為是大豆、牛乳、蛋等食物，所以大幅度地除去這一類食物作為預防。但是如此防範，對生長期的小孩身心有不良影響，現在就對過敏原的認定很慎重，不再輕易訂出除外食物名單。

二、食物過敏症是什麼？

過敏原（allergen）食品

含有引起過敏症狀的食物

● 日本厚生勞動省規定對產品的原材料有義務表示或獎勵表示者

小麥	鮑魚	螃蟹	鯖魚	桃子
蕎麥	魷魚	奇異果	大豆	山藥
蛋	鹽漬魚卵	牛肉	鴨肉	蘋果
乳類	蝦	胡桃	豬肉	明膠
花生	桔子	鮭魚	松茸（洋菇）	

● 被報告為過敏原的食品（上述以外）

米	茱萸	榛子	芹菜
可可亞	腰果	杏仁	胡蘿蔔

上述以外的食品，今後也可能陸續被認定為過敏原。

三、如何預防食物過敏症

　　食物是頻繁侵入人體的異物，沒有建立好免疫機能的小孩，容易引起食物過敏症，所以要實施各種預防。

　　現在食物過敏症的預防要從母親懷孕時期開始，在懷孕中就讓母親減少攝取成為過敏原的食物，以防止胎兒吸收過敏原（但不是這樣就可完全預防小孩的食物過敏症）。又輕易地限制食物，就會引起營養問題。其次為從斷奶時到幼兒期的飲食，據日本厚生勞動省訂製的手冊，可能成為過敏原的食物，指導儘量晚一點開始攝取。這表示，俟消化吸收能力發達以後，比較不會發生過敏症，所以延後慢慢攝取讓其習慣。

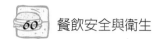

食物過敏症的主要症狀

全身	皮膚	眼睛
發燒、休克	搔癢、濕疹、蕁麻疹	黏膜腫脹（充血）、搔癢、發紅

消化器官	呼吸器官
嘴唇……舌，口腔黏膜腫瘍 口腔……喉頭（嘴內部）的浮腫、搔癢	咳嗽、呼吸困難、打噴嚏、鼻塞

耳朵	泌尿器	神經系統
耳漏（耳朵腫脹流濃）	頻尿、血尿、蛋白尿	頭痛、頭暈、行動異常、性格突變

　　然而並不是如此預防，則對所有過敏原都可以加於預防。又小麥或大豆等也多被用於加工食品，所以並不能看了食品就可判斷有無含有過敏原原料。因此，自2001年4月起，在日本規定加工食品有義務在標籤上表示，其所含過敏原的原材料名稱。要表示者有蕎麥、小麥、米、大豆、蝦或蟹等甲殼類、魷魚或鯖魚等的魚貝類、蛋類、牛奶、蜜柑、胡桃。

　　又不使用過敏原食物替代食品也急速被開發出來，也出現不使用大豆的醬油、味噌、豆腐，以米做成的麵包或點心，低過敏原米等。不論那一種這些食品都比普通食品價格昂貴，但已製成與非過敏症小孩所吃者一樣的食品了。

四、食物過敏的對策

由膳食來預防

● 減輕症狀的食品

n-3 多價不飽和脂肪酸	抗氧化物質	雙叉桿菌、乳酸菌
EPA、DHA	維生素 E	酸酪乳
沙丁魚、秋刀魚	類黃酮等、茶	

抑制食物過敏症狀效果

● 替代食物

由加熱、酵素等破壞過敏原，或將除去的食品

| 肽→牛奶 以酵素分解 牛奶蛋白質 | 不使用大豆 的醬油、味 噌 | 低過敏原米 將過敏原的 球蛋白除去者 |

注意膳食療法

● 過敏原並不限於一種

牛乳 豆漿 ⟹ 大豆誘發過敏

以豆漿替代牛奶

● 營養上不可缺的食品很多有過敏原

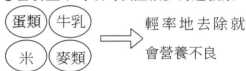

蛋類 牛乳 ⟹ 輕率地去除就
米 麥類 會營養不良

首先接受醫師的診斷，確認什麼是過敏
原及如何對應

五、過敏性食物中毒

　　吾人不會去攝取腐敗食物，除非特別的食物，如果豆腐或某些民族故意使魚類、肉類腐敗後再食用，但有些食品看不出有腐敗，攝取後會引起中毒症狀。此類腐敗菌引起分解蛋白質，胺基酸後產生過量的醯胺類，尤其是組織胺（histamine），常因誤食而產生過敏症狀。此中毒症狀，快者 5 分鐘，慢者 3～5 小時就會出現眼睛與嘴唇周圍及耳朵邊緣有灼熱感、呈潮紅，再有上半身或全身出現紅斑、頭痛、噁心、嘔吐、下痢、發燒等症狀，大都症狀在 10 小時內消失而復原，但也有再延一段時間才能康復者，但並無嚴重到死亡的病例。

　　防止過敏原及污染方法：

1. 注意各種食物的特性及其保藏方法，最重要的是要充分冷藏，低溫不但可抑制微生物繁殖，亦可減低化學反應速度。

2. 儘量不吃貯藏不宜及易腐敗食物。

3. 不吃已變質或感覺不對的食物。如食物的色香味不對,則不要因丟棄可惜而勉強食用。

4. 不要削去腐爛部分而食用。已發黴或腐敗食品,不要只削去或切割腐敗部分再食用。有毒成分不會只停留在腐爛部分,而可能擴散至其他部分。

　　總而言之,保持食物、容器、人體及環境的清潔。其次迅速處理生鮮食物及調理,剩餘食物要迅速處理。最後要注意冷藏、冷凍及加熱溫度。

第四節　食物中毒分類與發生狀況

一、食物中毒的概念與分類

　　生理上,因有害物質進入體內,由其化學作用而引起生理的異常現象,一般都定義為中毒。其中有害物質為隨著食物經口攝取所引起的中毒,將其稱為食品中毒(Food poisoning)。食物中毒是表示隨著經口攝取有害微生物或化學物質等所引起的急性或亞急性的生理異常現象,然而同樣由食品起因的健康障礙,如營養不良、消化不暢、或金屬片等異物混入的物理性障礙等則不稱為食品中毒。

　　食物中毒除了如肉毒中毒、河豚中毒、砷中毒等特例以外,大都以急性胃腸炎為主要症狀。食物中毒由其原因可分類如下表。

食物中毒的分類

細菌性食物中毒
- 感染型食物中毒：（Infection type）　攝取食品中毒細菌增殖的食品，在體內其細菌再增殖引起者。例：沙門氏菌、腸炎弧菌等
- 毒素型食物中毒：（Toxin type）　由食物中毒細菌增殖產生毒素引起食物中毒。例：葡萄球菌、肉毒桿菌等。
- 中間型食物中毒：　細菌在食物增殖，被攝食後在腸道分泌毒素如仙人掌桿菌、病原性大腸菌等。

化學性食品中毒 ……　攝取有毒的化學物質（例）有毒的添加物，如調味劑、著色劑、防腐劑、漂白劑等，增量劑、甲醛、奧拉明、吊白塊、鉛、汞、砷、甲醇、有機磷等。

天然毒素 ……
- 動物性天然毒素：（例）河豚、毒貝。
- 植物性天然毒素：毒蕈、馬鈴薯芽、毒草。

似過敏症食物中毒……由蛋白質的腐敗產生組織胺引起食物中毒。

二、食物中毒的發生

　　每年有多少件食品中毒事件發生，要統計或調查，實際有困難。然而統計上出現的數字，大都在醫院接到病患治療後，將其申報者，還有學校午餐發生集體中毒或喜宴等大型宴客時發生中毒，而經媒體報導者為主。因此食品中毒的實際案件，據推測可能比政府報告件數的數十倍之多。

1. 月別發生情況

　　在2005年台灣所發生的食品中毒案件總數一共有 247 件，中毒人數達 3,530 人，死亡人數 1 人。在季節的影響方面，如下表所示，全年案件數最高月份為 8 月（計 30 件，佔全年的 24.3%）比 2004 年 8 月份案件數 34 件，佔全年 12.4% 相比，件數僅減少 4 件，然而全年比例卻增加 11.9%。

表 4-1　台灣地區食品中毒案件月別統計表（2005 年）

月　別	件　數	患者數	死者數
1月	17	140	0
2月	22	153	0
3月	9	160	0
4月	14	194	0
5月	26	534	0
6月	27	507	1
7月	28	193	0
8月	30	173	0
9月	24	834	0
10月	21	364	0
11月	18	198	0
12月	11	94	0
合　計	247	3530	1

表 4-2　1981 年至 2005 年台灣地區食品中毒案件月別統計表

單位：件

年別／月別	70至79	80年	81年	81年	83年	84年	85年	86年	87年	88年	89年	90年	91年	92年	93年	94年	總計
1月	32	1	2	3	7	1	7	7	7	6	13	7	12	23	27	17	172
2月	17	5	1	0	5	7	8	1	2	5	8	5	5	13	20	22	124
3月	46	7	10	5	2	7	6	11	9	7	5	8	17	10	24	9	183
4月	50	10	3	5	14	12	8	8	15	10	11	11	8	16	15	14	210
5月	59	14	7	5	14	17	18	53	34	12	19	18	19	14	32	26	361
6月	55	4	17	15	16	16	19	40	21	28	26	30	21	18	28	28	372
7月	89	7	8	13	10	20	29	38	16	30	22	23	26	22	20	28	401
8月	75	8	9	8	7	9	20	15	20	17	40	21	36	34	34	30	383
9月	111	10	17	13	7	13	35	23	16	12	28	23	40	55	28	24	455
10月	71	14	8	7	7	9	15	20	17	7	19	21	29	14	19	21	298
11月	41	7	4	2	5	9	10	10	15	9	9	11	22	17	22	18	211
12月	33	6	2	1	8	3	3	8	8	7	8	11	18	12	15	11	154
總計	679	93	88	77	102	123	178	234	180	150	208	178	262	251	274	247	3324

三、病因物質分類情況

　　在上述中毒案件中，病因物質判明者 96 件，判明率 38.9%（表 4-3）。其中細菌性食品中毒 88 件最多，又以腸炎弧菌所引起的最高 62 件，其次為金黃色葡萄球菌及仙人掌桿菌。

　　在天然毒素食品中毒有植物性 2 件，組織胺 3 件及其他 1 件。

　　由月別與病因物質分類表（表4-1、表4-3）中，可知細菌性中毒以 5 月至 10 月發生最多，顯示高溫季節，細菌容易繁殖，特別是夏天更要留意及貯存食品之衛生與安全。

表 4-3　台灣地區食品中毒案件因物質分類統計表

病因物質		件數	患者數	死者數	件數%	患者數%	死者數%
總計		247	3,530	1	100.0	100.0	100.0
病因物質判明合計		96	1390	1	38.9	39.4	100.0
細菌	小計	88	1,090	0	35.6	30.9	0
	腸炎弧菌	62	775	0	25.1	22.0	0
	沙門氏桿菌	7	89	0	2.8	2.5	0
	病原性大腸桿菌	0	0	0	0	0	0
	金黃色葡萄球菌	12	138	0	4.9	3.9	0
	仙人掌桿菌	9	104	0	3.6	2.9	0
	肉毒桿菌	0	0	0	0	0	0
	其他	1	80	0	0.4	2.3	0
化學物質	小計	2	238	0	0.8	6.7	0
	農藥	0	0	0	0	0	0
	重金屬	0	0	0	0	0	0
	其他	2	238	0	0.8	6.7	0
	小計	6	62	1	2.4	1.8	100.0

病因物質		件數	患者數	死者數	件數%	患者數%	死者數%
天然毒	植物性	2	8	0	0.8	0.2	0
	麻痺性貝毒	0	0	0	0	0	0
	河豚毒	0	0	0	0	0	0
	組織胺	3	51	0	1.2	1.4	0
	黴菌毒素	0	0	0	0	0	0
	其他	1	3	1	0.4	0.1	100.0
其他病因物質		0	0	0	0	0	0
病因物質不明合計		151	2,140	0	61.1	60.6	0
未檢出		137	2,035	0	55.5	57.6	0
無檢體		14	105	0	5.7	3.0	0

四、原因食品分類狀況

2005 年中毒原因食品判明者以複合調理食品類為最高（10 件），佔 29.4%，盒餐類次之（8 件）為 23.5%，再次之為水產食品類（7 件）佔 20.6%。

五、病因物質對原因食品發生狀況

病因判明數件中，如前述以腸炎弧菌為最多。原因食品有 11 件判明（5 件水產品，1 件肉類及其加工品，2 件盒餐及 3 件複合調理食品）。居第二位的金黃色葡萄球菌，原因食品判明為7 件（3 件肉類及其加工品，1 件盒餐及 3 件複合調理食品），第三位為仙人掌桿菌，判明者為 8 件（6 件盒餐及 2 件複合調理食品）。

表 4-4　台灣地區食品中毒月份因物質分類件數統計表（2005年）

病因物質		總計	1月	2月	3月	4月	5月	6月	7月	8月	9月	10月	11月	12月
總計		247	17	22	9	14	26	27	28	30	24	21	18	11
病因物質判明合計		96	6	7	0	2	14	9	13	16	10	11	5	3
細菌	小計	88	6	6	0	2	11	7	12	16	9	11	5	3
	腸炎弧菌	62	5	5	0	1	9	5	10	11	6	8	1	1
	沙門氏桿菌	7	0	0	0	0	0	0	1	3	0	2	0	1
	病原性大腸桿菌	0	0	0	0	0	0	0	0	0	0	0	0	0
	金黃色葡萄球菌	12	0	0	0	1	1	1	1	2	2	1	3	0
	仙人掌桿菌	9	1	1	0	0	0	1	1	1	1	1	1	1
	肉毒桿菌	0	0	0	0	0	0	0	0	0	0	0	0	0
	其他	1	0	0	0	0	1	0	0	0	0	0	0	0
化學物質	小計	2	0	0	0	0	0	1	0	0	1	0	0	0
	農藥	0	0	0	0	0	0	0	0	0	0	0	0	0
	重金屬	0	0	0	0	0	0	0	0	0	0	0	0	0
	其他	2	0	0	0	0	0	1	0	0	1	0	0	0
天然毒	小計	6	0	1	0	0	3	1	1	0	0	0	0	0
	植物性	2	0	0	0	0	2	0	0	0	0	0	0	0
	麻痺性貝毒	0	0	0	0	0	0	0	0	0	0	0	0	0
	河豚毒	0	0	0	0	0	0	0	0	0	0	0	0	0
	組織胺	3	0	1	0	0	1	0	1	0	0	0	0	0
	黴菌毒素	0	0	0	0	0	0	0	0	0	0	0	0	0
	其他	1	0	0	0	0	0	1	0	0	0	0	0	0
其他病因物質		0	0	0	0	0	0	0	0	0	0	0	0	0
病因物質不明合計		151	11	15	9	12	12	18	15	14	14	10	13	8
未檢出		137	11	12	9	11	12	16	11	14	13	10	10	8
無檢體		14	0	3	0	1	0	2	4	0	1	0	3	0

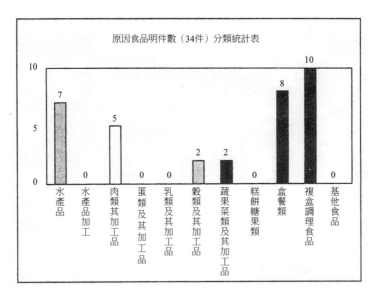

原因食品明件數（34件）分類統計表

圖4-1　2005年台灣地區食品中毒原因食品判明案件分類統計表

六、攝取場所的分類

　　食品中毒事件依攝取場所分類，以營業場所發生者最高，在 2005 年統計 102 件，佔 41.3 %，其次為學校 54 件，佔 21.9 % 再來為自宅及辦公室，計 33 件及 19 件，各佔 13.4 % 及 7.7 %。

表 4-5 　台灣地區食品中毒案件被污染或處置錯誤場所分類表（2005年）

場所	件數	患者數	死者數	件數%	患者數%
自宅	20	105	1	8.1	3.0
供膳之營業場所	79	870	0	32.0	24.6
學校	10	232	0	4.0	6.6
辦公場所	5	105	0	2.0	3.0
醫療場所	1	10	0	0.4	0.3
食品工廠	16	892	0	6.5	25.3
攤販	6	18	0	2.4	0.5
販賣地點	8	72	0	3.2	2.0
部隊	2	50	0	0.8	1.4
原料食品採集場所	0	0	0	0	0
外燴	17	185	0	6.9	5.2
監獄	0	0	0	0	0
其他	6	100	0	2.4	2.8
不明場所	77	891	0	31.2	25.2
總計	247	3,530	1	100.0	100.0

表 4-6 　台灣地區食品中毒案件攝食場所分類表（2005年）

場所	件數	患者數	死者數	件數 %	患者數 %
自宅	33	165	1	13.4	4.7
供膳之營業場所	102	845	0	41.3	23.9
學校	54	1,394	0	21.9	39.5
辦公場所	19	356	0	7.7	10.1
醫療場所	1	10	0	0.4	0.3
運輸工具	1	3	0	0.4	0.1
部隊	4	109	0	1.6	3.1
野外	1	14	0	0.4	0.4
攤販	8	26	0	3.2	0.7
外燴	15	150	0	6.1	4.2
監獄	0	0	0	0	0
其他	13	495	0	5.3	14.0
總計	247	3,530	1	100.0	100.0

七、食品中毒原因

食品中毒原因除不明者以外，以熱處理不足者最高，總計 68 件，其次為生、熟交互污染計 56 件，再其次為被感染的人污染食品（12 件）及食物調整後在室溫放置過久（9 件）。

由此結果 2005 年食品中毒之病因物質，仍然以腸炎弧菌造成者居首，因其不耐熱，常由於生、熟食交互污染而造成，這除了生、熟食物外，器具或容器等的清洗不完全為原因。

熱處理不足的食品中毒還包括沙門氏桿菌食品中毒，沙門氏桿菌病不耐熱，在 60℃ 加熱 20 分鐘即可死滅。

此外 2005 年，因被感染的人污染食品而發生中毒，常為金黃色葡萄球菌中毒的主因。其發生原因主要是帶菌者的手部傷口污染食品所致。因此，身體有化膿、傷口、咽喉炎及濕疹者不宜從事製造調理工作。

表 4-7　台灣地區食品中毒原因分類統計表（2005年）

導致食品中毒原因	件數	件數 %	人數	人數 %
冷藏不足	5	2.02	54	1.53
熱處理不足	68	27.53	960	27.20
食物調製後置於室溫下放置過久	9	3.64	104	2.95
嫌氣性包裝	0	0	0	0
生、熟食交互污染	56	22.67	725	20.54
被感染的人污染食品	12	4.86	138	3.91
設備清洗不完全	0	0	0	0
使用被污染之水源	0	0	0	0
貯藏不良	3	1.21	51	1.44
使用有毒的容器	0	0	0	0
添加有毒化學物質	2	0.81	238	6.74
動植物食品中之天然毒素	4	1.62	17	0.48
其他	153	61.94	2,149	60.88
總計	247	100.0	3,530	100.0

表 4-8　台灣地區食品中毒案件因物質相對原因食品發生狀況表

（2005年）

病因物質／原因食品		總數	水產品	水產加工品	肉類及其加工品	蛋類及其加工品	乳類及其加工品	穀類及其加工品	蔬果類及其加工品	糕餅類、糖果類	盒餐類	複合調理食品	其他食品	原因食品不明合計
病因物質判明合計		96	7	0	5	0	0	2	2	0	8	10	0	62
細菌	小計*	91	5	0	4	0	0	0	0	0	8	9	0	62
	腸炎細菌	62	5	0	1	0	0	0	0	0	2	3	0	51
	沙門氏桿菌	7	0	0	0	0	0	0	0	0	0	2	0	5
	病原性大腸桿菌	0	0	0	0	0	0	0	0	0	0	0	0	0
	金黃色葡萄球菌	12	0	0	3	0	0	0	0	0	1	3	0	5
	仙人掌桿菌	9	0	0	0	0	0	0	0	0	6	2	0	1
	肉毒桿菌	0	0	0	0	0	0	0	0	0	0	0	0	0
	其他	1	0	0	0	0	0	0	0	0	1	0	0	0
化學物質	小計	2	0	0	0	0	0	2	0	0	0	0	0	0
	農藥	0	0	0	0	0	0	0	0	0	0	0	0	0
	重金屬	0	0	0	0	0	0	0	0	0	0	0	0	0
	其他	2	0	0	0	0	0	2	0	0	0	0	0	0
天然毒	小計	6	2	0	1	0	0	0	2	0	0	1	0	0
	植物性	2	0	0	0	0	0	0	2	0	0	0	0	0
	麻痺性貝毒	0	0	0	0	0	0	0	0	0	0	0	0	0
	河豚毒	0	0	0	0	0	0	0	0	0	0	0	0	0
	組織胺	3	2	0	0	0	0	0	0	0	0	1	0	0
	征菌毒素	0	0	0	0	0	0	0	0	0	0	0	0	0
	其他	1	0	0	1	0	0	0	0	0	0	0	0	0
其他病因物質		0	0	0	0	0	0	0	0	0	0	0	0	0

*細菌性中毒案件數之小計，為扣除重複計數之值

第五節　食品的腐敗與變質

一、腐敗與變質的觀念

通常食品都附著相當數量的微生物，另外在空氣中等環境亦有相當量的微生物，這些微生物在條件適當時，會增殖而菌數達到某程度後，則其分解作用也顯著。呈現所謂腐敗（putrefaction）的狀態。本來腐敗指的是蛋白質食品由微生物的分解作用，伴隨著異臭，而變質（deterioration）的過程。碳水化合物分解為有機酸、酒精等物質的現象則稱為發酵（fermentation）以加於區別。因此產生異臭則稱為腐敗，然而由發酵或油脂受到微生物分解者，稱為變質。

實際上，食品是蛋白質、碳水化合物、脂質等以各種比例混和者，指稱食品的腐敗時，表示食品成分受到微生物的增殖而食品成分由分解作用受到變質，變成不適合食用的狀態。

有關食品腐敗的微生物，由於食品的成分或當時的條件等而異。但是由一種微生物單獨引起者很少見，一般都是幾種微生物的共同作用。當初附著於食品的微生物並非都是腐敗者，其實扮演腐敗的主角的種類相當有限，不管如何，腐敗是內容極為複雜的流動性現象。

二、腐敗的過程

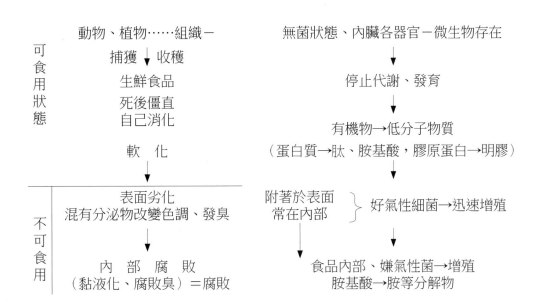

三、初期腐敗的鑑別法

　　食品腐敗時的分解作用主要是由微生物及各種酵素所引起的。食品腐敗完全進行時，則不再具有食品的價值，所以問題較少，反而在腐敗初期，在食品衛生上的鑑別較為重要，將其鑑定法分別述於後。

1. 官能檢查

　　依視覺或嗅覺，則由官能我們可以辨別食品是否新鮮。這方法稱為官能檢查。食品達到腐敗初期階段，就會產生一種腐敗臭，或變色等現象。通常最成為問題的是鮮魚類的鮮度問題，新鮮者眼睛呈不混濁、皮有光澤，鰓呈鮮紅色而可以簡單地加予判別。如此由五官來檢查為相當敏銳，最直接又可靠性很高。但缺點是難免有個人差異，且很難將腐敗程度以客觀的數字來表示。

2. 生菌數的測定

腐敗一般都由細菌的增殖所引起的。生菌數與食品的腐敗進行有密切的關係。因此，測定生菌數就可從某程度上判定食品的鮮度。然而如上述腐敗時的細菌種類甚為複雜，在不同條件下，其菌相會不同，所以只以生菌數來判別，則不是很正確的尺度。對米飯時，1 g 所含生菌數達到 10^8 時，被認為達到初期腐敗。這並不能適用於米飯以外的一般食品。又樣牛奶的液體樣本，其生菌數測定較簡單，但如鮮魚及其細菌的增殖分佈並不均勻，所以生菌數測定相當困難。又生菌數的測定檢查需要較長時間，所以實際上也不方便。

3. 化學檢查法

食品在腐敗進行時，由於細菌生化學的作用會蓄積某種化學物質，這些腐敗產物由食品的種類，附著的細菌種類、溫度、pH 值而異，然而對蛋白質食品，尤其多會生成氨（ammonia）、胺（amine）類等。由於測定腐敗時生成物，而可檢查出腐敗的程度。已被利用的是 pH 值的測定，揮發性鹼性氮（Volatile basic nitrogen）的測定、三甲胺（trimethyl amine）的測定，揮發酸的測定，組織胺（histamine）的測定，吲哚（indole）的測定、揮發性還原物質的測定等，但不是這些方法都可應用於所有食品。僅將最安全的三種介紹如下。

⑴ pH 值的變化

在腐敗時，pH 值會變動，但往那一方向變動，要由其成分而改變。澱粉、肝醣（glycogen），糖類等碳水化合物含量多的食品會由微生物生成有機酸，所以 pH 值會下降。含有肝醣的貝類為其一例。鮮魚等則死後，先 pH 值下降，但由於細菌的增殖而上升。鯖魚、鰹魚等紅色肉的魚類在新鮮時，其 pH 值在 5.5～6.0，然而在上升至 6.2 時，則可認為達到初期腐敗。但是由於不同魚類，狀況不一，尤其是白色魚肉魚類，在新鮮時 pH 值亦相當高，所以很難以 pH 值來正確查知初期腐敗。

⑵測定揮發性鹼性氮（Volatile basic nitrogen）

蛋白質食品在腐敗時，會蓄積氮、胺類等揮發性鹼性氮，以其生成量來測定其鮮度的方法，被當做有力的方法而廣泛地被採用。以食品樣品 100g 中的揮發

性鹼性氮的 mg 數來表示。揮發性鹼性氮中，除了氨（ammonia）以外，尚含有三甲胺（trimethyl amine）等揮發性胺。冷藏魚類的初期腐敗時所產生的揮發性鹼性氮含量，一般都在 20～30 mg/100 g 左右。

(3)檢出三甲胺（trimethyl amine）

將揮發性鹼性氮與胺類考慮時，胺類中最重要的是三甲胺。新鮮的魚肉中，原來就含有氨，然而幾乎不含三甲胺。三甲胺是由細菌類的腐敗作用，將於肉中所存在的氧化三甲胺（trimethylamine oxide, TMAO）還原所形成。因此要測定揮發性鹼性氮的總量，不如測定三甲胺量較為有意義。另一方面，由於不同魚種，氧化三甲胺含量有顯著差異，一般來說，白色魚肉比紅色魚肉含量高得多。因此要注意由於不同魚種，三甲胺的生成速度有很大差異。魚新鮮的時候，三甲胺幾乎為零，如達到幾 mg/100 g 則可認為已開始腐敗了。

四、腐敗時的化學反應

將腐敗現象認為化學反應時，成為問題的是食品成分，貯藏食品條件、腐敗細菌種類。如蛋白質、胺基酸的含氮化合物受到分解時，會生成氨、硫化氫、硫醇（mercaptan）、各種胺（amine）類等有毒成分，而這是腐敗現象的主流。食品中的蛋白質由自己消化，或腐敗細菌的蛋白質分解酵素經肽分解為胺基酸，但到這階段並不生成有害的腐敗產物。胺基酸再由細菌的分解作用，生成各種有毒物質，其化學反應如下的幾種。

1. 去胺化作用（deamination）

胺基酸受到腐敗細菌的作用而有去胺基（NH_2）反應，以下列的方式進行。

(1)加水分解

$$(CH_3)_2CHCH(NH_2)COOH + H_2O \rightarrow (CH_3)_2CHCH_2OH + NH_3 + O_2$$

纈胺酸（valine）　　　　　　　　　　異丁醇（isobutyl alcohol）

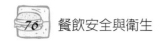

⑵氧化

$$CH_3CH_2CH(NH_2)COOH + O_2 \rightarrow CH_3COOH + NH_3 + CO_2$$
丙胺酸（alanine）　　　　　　醋酸

⑶還原

$$CH_2(NH_2)COOH + H_2O \rightarrow CH_4 + NH_3 + CO_2$$
甘胺酸（glycine）　　　　　甲烷（methane）

2. 其他

　　由於胺基酸的種類不同，有些會生成不同於上述的產物，則含有硫的胺基酸有產生硫化氫或硫醇（mercaptan）的反應，因此食品會產生強烈的惡臭。

五、主要食品的腐敗

1. 食肉類

　　畜肉在屠宰後經過 24～48 小時則會發生僵直現象，經過 3～4 天僵直就消失而產生熟成。由熟成，蛋白質會被分解，生成胺基酸而增加甘味。但是另一方面，變成細菌容易增殖的狀態。因此畜肉在死後僵直，經過熟成其間都會貯藏在 0 ℃ 的房間來保藏為其原則。然而在 0 ℃ 也會漸漸由 Pseudomonas 等低溫細菌在肉類的表面繁殖而開始腐敗，所以約10天為其貯藏的限度。如以冷凍法即可以貯藏二星期至幾個月。

2. 鮮魚類

　　鮮魚類較畜肉類腐敗得快，這是因為魚肉水分多且組織脆弱的關係，死後 pH 值不太會下降，所以適合細菌的繁殖，漁獲時魚體就附著很多低溫繁殖的細菌為其原因。

氧化　　$R \cdot CHNH_2COOH + O \rightarrow R \cdot COCOOH + NH_3$

　　　　胺基酸　　　　　　　　　酮酸

還原　　$R \cdot CHNH_2COOH + 2H \rightarrow R \cdot CH_2COOH + NH_3$

　　　　胺基酸　　　　　　　　　飽和脂肪酸

不飽和化　$R \cdot CH_2CHNH_2COOH \rightarrow R \cdot CH = CHCOOH + NH_3$

　　　　　胺基酸　　　　　　　　　不飽和脂肪酸酸

加水分解　$R \cdot CHNH_2COOH + H_2O \rightarrow R \cdot CH_2OHCOOH + NH_3$

　　　　　胺基酸　　　　　　　　　羥酸

⑴去羧作用（decarboxylation）

　　腐敗菌對胺基酸作用，自胺基酸末端去除 COOH 基，產生對應的胺。這在食品中，只有細菌增殖時才會發生。在中性或微鹼性的狀態，不會發生這種作用，而主要產生前述的去胺化作用。

$$H_2NCH_2CH_2CH_2CH_2CHNH_2COOH \rightarrow H_2NCH_2CH_2CH_2CH_2CH_2NH_2 + CO_2$$

　　　　離胺酸（lysine）　　　　　　　　屍胺（cadaverine）

$$\underset{HN}{\overset{H_2N}{\diagup}} C \hspace{-0.5em} \diagdown NHCH_2CH_2CH_2CH_2CH_2NH_2COOH \rightarrow \underset{HN}{\overset{H_2N}{\diagup}} C \hspace{-0.5em} \diagdown NHCH_2CH_2CH_2CH_2CH_2NH_2 + CO_2$$

　　　　精胺酸（arginine）　　　　　　　　精胺（agmatin）

$$HC-C-CH_2CHNH_2COOH$$

$$\underset{C}{\overset{}{N}}\quad\underset{H}{\overset{}{NH}}$$

H　組胺酸（histidine）

$$HC-C-CH_2CH_2NH_2$$

$$\underset{C}{\overset{}{N}}\quad\underset{H}{\overset{}{NH}}\qquad\qquad +CO_2$$

H　　組織胺（histamine）

$$HO-\bigcirc-CH_2CHNH_2COOH$$

酪胺酸（tyrosine）

$$HO-\bigcirc-CH_2CHNH_2+CO_2$$

酪胺（tyramine）

(2)去胺化與去羧併用作用

這種反應有如下的各種途徑：

表 4-9　真鰺魚的貯藏溫度與腐敗

溫度	測　定		貯　藏　天　數				
		0	3	5	8	12	15
5℃	官能的腐敗	－	－	＋	＋		
	揮發性鹼基氮	10.5	14.0	18.9	62.8		
	三甲胺氮	0.6	0.9	4.9	23.5		
	細菌數 ⎰皮	1.2×10^4	1.7×10^7	2.1×10^8	1.1×10^9		
	⎱肉		3.9×10^5	3.2×10^6	5.4×10^7		
2.5℃	官能的腐敗		－	－	＋	＋	
	揮發性鹼基氮		12.0		21.7	42.4	
	三甲胺氮		0.6		5.5	17.1	
	細菌數 ⎰皮		2.9×10^5		5.1×10^8	1.7×10^9	
	⎱肉				3.2×10^6	5.9×10^7	
0℃	官能的腐敗		－	－	－	＋	＋
	揮發性鹼基氮				13.4	23.6	44.2
	三甲胺氮				1.1	8.2	16.4
	細菌數 ⎰皮				4.8×10^7	4.3×10^8	1.0×10^9
	⎱肉					4.9×10^7	1.9×10^8

註：＋：初期腐敗，＋：完全腐敗，揮發性鹼基氮，三甲胺表示 mg/100 g
資料來源：渡邊忠雄等（1977），入門食品衛生學（南江堂，東京）

活魚的筋肉，被認為是無菌，但皮膚或腸道、魚鰓卻附著很多海水細菌。對細菌來說，鮮魚是最佳的增殖培養基，在 20℃ 以上的溫度下，即時腐敗，所以要在 0℃ 或冷凍的低溫下保藏。鮮魚如果在 0～5℃ 的溫度下保藏時，低溫細菌會漸增殖。在這種低溫下，常常 *Pseudomonas* 屬是扮演腐敗原因菌的最重要角色。其他 *Moraxella*（莫拉氏菌屬），*Flavobacterium*（黃質細菌屬），*Micrococcus*（珠菌屬），*Vibrio*（弧菌屬）等都在某程度上有關聯。活魚類的腸管內的微生物相（Microflora）以弧菌屬佔大多數。死後的腐敗弧菌屬卻不具很重要角色。這低溫細菌在魚的皮膚上增殖，在皮膚 1 cm^2 的生菌數達到約 10^8 時，大概就是初期腐敗的狀態，但此時平常筋肉的菌數較皮膚少得多。在初期腐敗時，對紅色的魚肉，其 pH 值會升到 6.2，三甲胺氮會有幾 mg/100 g。白色魚肉的 pH 值，在死後不大會降低，所以初期腐敗時，其 pH 值無顯著的變化，又較紅色魚肉，一般說來氧化三甲胺含量較多，所以隨者腐敗開始三甲胺會快速生成。到達初期腐敗的天數，由溫度而有很大差異，在 5℃ 時約需 5 天，但在 0℃ 卻要十幾天。將真鰺魚在各種低溫貯藏時，其腐敗的發展狀態經調查後的結果示於表 4-9。

3. 罐頭的腐敗

　　罐頭的內容食物不一定為無菌狀態。罐頭食品的殺菌條件，以不腐敗的程度為限。這就是所謂「商業殺菌」（commercial sterilization）稱呼。因此，罐頭內可能有孢子殘存的可能性。這罐頭在比較高溫、長時間貯藏時，常常會促使其發芽增殖，引起腐敗。正常的罐頭因內部為減壓而兩端都顯出凹進去的狀態。如內容物腐敗產生氣體時，則會有片面膨脹的現象。一端屬害的凸出稱謂「彈性罐」（speringer），如膨脹再進行即兩端都會凸出，由其程度以軟膨罐（soft swell）與硬膨罐（hard swell）加於區別。然而罐頭的膨罐不限於腐敗，如脫氣不足，或由容器材料由化學反應產生的氫氣，或裝罐內容物過多也會發生。另外，罐頭腐敗也會不呈膨罐的狀態。例如不產瓦斯而產生酸時，即稱平酸罐（flat sour）。帶有孢子的高溫細菌會從碳水化合物產生乳酸，這在低酸的蔬菜類罐頭可能會發現，然而 pH 值在 4.5 以下的水果類罐頭卻不會出現。又在嫌氣

性耐熱細菌 *Desulformaclum nigrificans* 產生硫化氫的腐敗時，硫化氫會溶於水，所以不會有膨罐。硫化氫會與罐內壁的錫剝落而露出的鐵反應生成硫化鐵，使食物黑變。

　　罐頭的腐敗原因一般都由加熱殺菌不足所引起，原因菌普通都是芽孢桿菌屬（*Bacillus*）或梭孢桿菌屬（*Clostrium*）的細菌。兩種細菌的芽孢都耐熱性極強，又雖在罐頭內的真空條件下，不論嫌氣性的梭孢桿菌屬，連好氣性的芽孢桿菌屬的芽孢都會發芽增殖。又由非耐熱性的無芽孢菌引起腐敗者則可認為由罐頭的捲封不良，在殺菌後侵入罐內者所引起的。

第五章

細菌性食物中毒

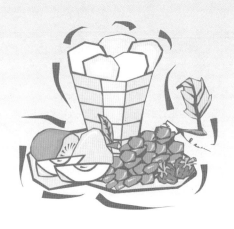

由各種病原菌引起的食物中毒，依其發病情況等，可分為下類三類：

一、感染型

大量的生菌隨著食品被攝取後，在小腸增殖到某程度後，在腸管作用發病。例如腸炎弧菌與沙門氏菌所引發的中毒。

二、毒素型

攝取在食品中，病原菌繁殖時產生的毒素所引起的中毒。肉毒桿菌與葡萄球菌所引起者屬於此型中毒。然而由變形桿菌屬（*Proteus moegenic*）促使食品中組織脫羧生成組織胺，經攝取後產生過敏症狀者，特別稱謂過敏性食物中毒。

三、中間型

病原菌在食品中繁殖及在腸管內增殖的情況，類似感染型，但其產生毒素稱為活體內腸毒素（intaravital exterotoxin），其引起的食物中毒即為中間型。魏氏桿菌引起者，即為此型。

台灣地區在 2005 年所發生的細菌性中毒，其病件數分類如下：

表 5-1　各種細菌性食物中毒的特徵

	潛伏期	共同症狀	發燒	備考
感染型	8～24h	嘔吐、嘔氣、下痢、腹痛	有	多伴有發燒
毒素型	0.5～6h		無	嘔吐激烈，不發燒
肉毒桿菌中毒	12～36h	嚥下困難、複視、失聲、呼吸困難		

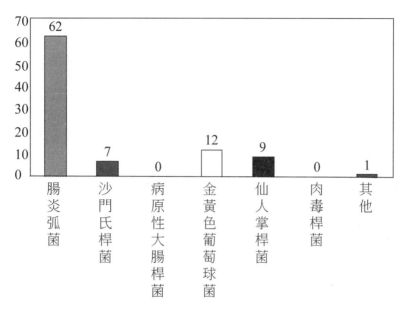

圖 5-1 細菌類病因物質件數（88 件）分類統計表

下面介紹幾種細菌性中毒菌。

1. 腸炎弧菌（*Vibrio parahaemolyticus*）

本菌為好鹽菌，需有適量的鹽分的環境下才能繁殖，在淡水或遇熱易死滅。為革藍氏（Gram）陰性桿菌，無芽孢，一端具有鞭毛，常附著於魚貝類，所以生食魚貝類要特別注意。攝食後 10～12 小時開始上腹部會微痛，每天會有 4～5 次下痢，也會嘔吐及發燒，1～2 天內會恢復，下痢厲害時有黏血便，易被誤為赤痢，脫水嚴重時，亦有死亡例。本菌適存於 20℃ 以上的海水中，最適發育溫度為37℃ 左右，所以冬天少發生中毒。

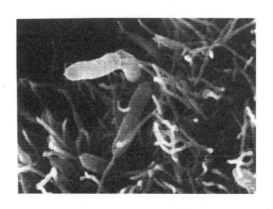

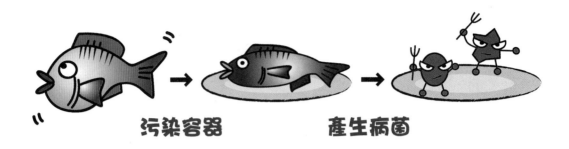

污染容器　　　　　　　　產生病菌

　　預防方法是魚貝類要選擇新鮮者,最好避免生食,要充分洗滌後食用。廚房用具;手指等亦要注意清潔。

2. 沙門氏桿菌（Salmonella）

　　本菌為革蘭氏陰性無芽孢桿菌,具有鞭毛善運動,好氣性或通氣嫌氣性,廣泛存在於土壤、水中,也存於動物界,對熱抵抗力弱,以 60℃、20 分鐘殺熱即可滅菌,在 pH 值 4.5 以下亦會受到抑制,預防以高酸性或加熱處理為最佳方法。沙門氏菌的病原性可分為傷寒型與胃腸型兩類。

(1)傷寒型

　　S. typhi、 *S. paratyphi* A. B. C. 屬於此型,對人引起傷寒（typhoid fever）、副傷寒（paratyphoid）。

(2)胃腸炎型

　　除傷寒型以外者大都屬於此型。感染時引起急性胃腸炎,與食物中毒有關的菌很多,流行型以 *S. typhimurium* 最多,其次為 *S. thompson*、*S. infantis*、*S. enteritidis*、*S. heideberg* 等。

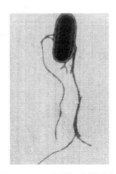

圖 5-2　沙門氏桿菌

主要受污染的有牛、豬、羊等獸肉、禽肉、蛋類、乳品、魚漿製品等動物性食品，但如蛋白質含量高的餡料、豆製品及其他乳製品亦會引起中毒。此菌中毒易於 5～9 月間溫軟季節發生。通常攝食後 10～24 小時會發生急性胃腸炎症狀，發生下痢、腹痛、全身疲倦、噁心、嘔吐等症狀，有時發燒至 39℃ 以上。1～2 天恢復正常。但死亡率不高，在 1% 以下。

預防方法

①本菌不耐熱，在 60℃ 加熱 20 分鐘則可殺菌。因此調理食品不宜久放，即加熱後即時食用。生食魚貝類應保藏冰箱（5℃ 以下）並防止細菌繁殖，也要防止老鼠、蒼蠅、蟑螂等引起污染。

②充分利用水及肥皂等洗滌手指，亦可用陽性肥皂或酒精等消毒。

3. 葡萄球菌（*Staphlyococcus*）

本菌為革蘭氏陽性，通性嫌氣菌，最適溫度為 37℃。腸病毒的產生與溫度有關，在 13℃ 以下不會產生毒素，但在 37℃ 則 12 小時就會產生腸病毒。

此菌廣泛存在於自然界，人體如有傷口時即會侵入並引起化膿。因其產生不同顏色，而分各色葡萄球菌，但均產生體外毒素並有溶血性及壞死性，其中黃色及白色者會產生引起中毒的腸毒素（enterotoxin），則為典型的毒素型食物中毒。此毒素為神經毒的一種，由刺激嘔吐中樞神經而產生催吐作用。雖然此毒素屬於蛋白質，但不被蛋白酶分解失活，所以不會在胃內被破壞。

污染途徑：

(1)本菌在自然界中分布很廣，於人體的皮膚、口腔黏膜、咽喉炎分泌物、糞便、頭髮、化膿的傷口都會附著，尤其是化膿的傷口更是主要的污染源，因此本菌極易經由人體而污染食品。

(2)牛、羊如得乳腺炎，分泌的乳汁會受到本菌的污染，因而使得乳製品也遭受到污染。

(3)火腿等肉製品、魚貝類、生菜沙拉、便當。

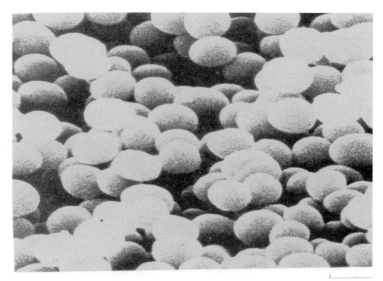

圖 5-3　金黃色葡萄球菌（*Staphylococcus aureus*）

　　雖然本菌經加熱會死滅，但因腸病毒為耐熱性，因此污染食物在毒素量較多時仍會發生中毒。

　　症狀是經 1～6 小時後，先頭痛、唾液分泌增加、激烈嘔吐，並隨伴下痢或腹痛。雖然症狀激烈，但數小時至一天即能恢復，其特徵是不發燒，死亡率幾乎為零。

　　預防方法為避免污染並留意貯藏條件，身體有創傷化膿、咽喉炎、濕疹者，不可接觸食品，並注意手指的清潔及消毒。

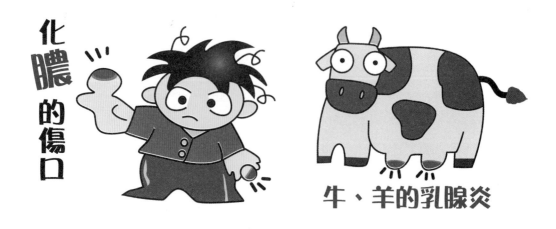

4. 肉毒桿菌（*Clostridium botulinum*）

　　本菌為有芽孢革蘭氏陽氏偏性嫌氣桿菌，以菌體周圍作為不活潑的運動。在缺氧或無氧時也能發育及排出毒素。芽孢具耐熱性，所以在殺菌過的罐頭、瓶裝食品、香腸等也會引起中毒。

　　其毒素可分為 A、B、C、D、E、F、G 等七型，為純蛋白質，毒性甚強，對小老鼠腹腔內注射致死量僅為 10μg，對人的致死量據推定為μg 程度。其中 A、B 型的芽孢耐熱性最強，需於 100℃ 加熱 6 小時。E型為好冷菌，能在 3～5℃ 下繁殖並產生毒素，然而在 80℃ 加熱 3 0分鐘以上即可變成無毒。

　　在弱酸性（ pH 4.6 以上）食品中可長久保持其毒性，而且不被胃酸、消化酵素破壞。本菌存在於香腸、火腿及殺菌不完全的瓶裝食品、燻製品等，並廣泛存在於土壤、水中、動物及人的排泄物中。

　　本菌的中毒潛伏期為 12～30 小時，症狀為神經麻痺、勢力減退、瞳孔放大、語言障礙、口渴、嚥下困難等。中毒為毒素型非感染型，中毒初期會出現嘔吐、噁心，繼而發生腹部膨脹、便秘、四肢無力等，但神志一直清醒，最後呼吸困難而 4～8 天內死亡。但如能拖過 10 天以上而不引起併發症則可存活。致病率甚高，平均在 55% 以上，致命率在 55～75%，因此中毒者多數會死亡。

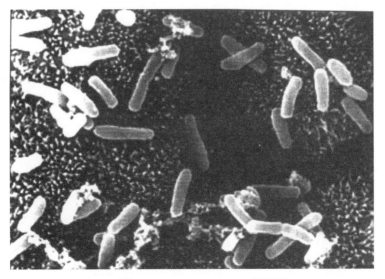

圖 5-4　Cl. botulinum 之孢子

預防方法

(1)未經加熱或殺菌不全的食品不要食用。

(2)食品製造業者應注意避免肉毒桿菌毒素的產生，故食品加工過程中應注意：

　　─所使用的食品原料應充分洗淨，除菌。

　　─香腸、火腿類應注意亞硝酸鹽的添加量是否均勻。

　　─低酸性罐頭食品應充分殺菌。

(3)肉毒桿菌毒素的組成是簡單的蛋白質分子，所以不耐熱，消費者在食品食用前，應「充分加熱」，以破壞毒素。加熱的方法有下列兩種（加熱溫度加熱時間）80℃，30 分鐘以上，120℃，20 分鐘以上。

(4)保藏食品應在 30℃ 以下保存。

5. 魏氏桿菌（*Clostridinum welchi; C. perfringens*）

　　產氣莢膜梭菌（*C. perfringens*）的舊名為魏氏梭孢桿菌（*Clostridinum welchi*），與肉毒桿菌為同一屬，絕對嫌氣性，形成孢子。在 1953 年被確認其中的 A 型菌為食物中毒原因菌，其孢子具有強耐熱性，可耐 100℃、1～4 小時加熱，然而其毒素並不耐酸，在胃酸下會失去活性。

　　故此A型菌必須在腸道內增殖，產生體內腸毒素（intravital toxin）才會發生食物中毒。主要為胃腸炎症狀，一般症狀輕微，但重症者卻在 12～50 小時死亡。

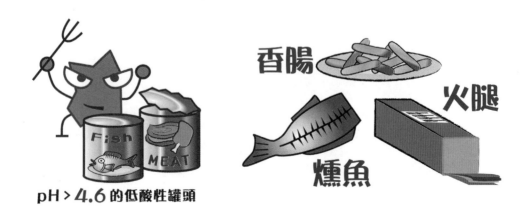

pH > 4.6 的低酸性罐頭　　香腸　火腿　燻魚

預防時應注意驅除老鼠、蒼蠅等病媒及污染。食品應保存在 20°C 以下或 60°C 以上，亦可使食品的 pH 值下降至 6.0 以下，以防其繁殖。

6. 病原性大腸桿菌（Pathogenic *Escherichia coli*）

大腸菌（*E. coli*）為動物腸管內常存的細菌，然而一般大腸菌並無病原性，僅在血清學上具有 O 抗原型者始有病原性，稱其為病原性大腸桿菌，而依其發病機構分為狹義的病原性大腸菌、腸管侵襲性大腸菌，以及毒素型大腸菌的三種。

(1)狹義的病原性大腸菌（Enteropathogenic *E. coli*）

此型為夏季下痢症的元兇，不形成毒素，要在 106 個以上的菌量才會引起中毒，而在小腸增殖到某程度才會引起急性腸胃炎，為典型的感染型食物中毒。

症狀比沙門氏菌輕微，但有噁心、嘔吐、腹痛、下痢，以及發燒等症狀。

(2)腸管侵襲大腸菌（Enteroinvasine *E. coli*）

通常為人對人感染，但有時亦以食品為媒介，然而不存在於食用肉或其他動物。與赤痢菌一樣，侵入大腸黏膜上皮細胞，引起急性大腸炎。

(3)毒素原性大腸菌（Enterotoxigenic *E. coli*）

此菌所產生的外毒素（enterotoxin）與霍亂菌相同，會引起下痢症。其毒素有低熱性毒素（60°C 加熱 30 分鐘即可破壞）及耐熱性毒素（可耐100°C，30 分鐘加熱）。此菌的感染症狀是排泄水漾便為其特徵，很少發燒。此菌存在食品中。

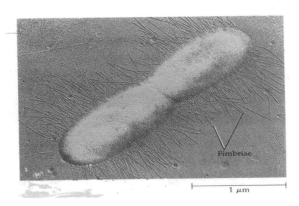

圖 5-5　大腸桿菌

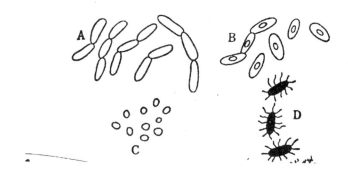

枯草菌 Bacillus subtilis (Claubrtza 提供)
A：營養細胞，B：形成胞子的細胞，C：胞子，D：鞭毛染色的細胞

7. 仙人掌（孢芽）桿菌（*Bacillus cereus*）

　　此菌普遍分佈於自然界，為好氣性的芽孢桿菌，大都具有鞭毛，為通性嫌氣性。污染食品後會引起中毒。此菌在 10～45℃ 增殖，最適溫度為 30℃ 左右，芽孢可耐 100℃ 加熱 30 分鐘。

　　污染途徑：高澱粉質食品含量最多〈如米飯、馬鈴薯……等〉，所以大量煮熟米飯置於室溫貯放為最常見之污染途徑。

　　此菌存在於豆腐、生米、調理米飯製品等，污染達到 10^7～10^8/g 發病率高，在夏季可在幾小時內達到發病菌數或由細菌產生之毒素而致病。

　　預防方法：

　　⑴避免食物受到污染。

　　⑵食物烹調後儘速食用，避免長期保存，尤其不可於室溫下儲存，且食品如不立即食用，應放入冰箱中冷藏保存。

　　⑶食品經冷凍後，在食用前應加熱到 60℃ 以上，以確保安全。

8. 其他細菌性食物中毒

　　食物中毒的原因菌除了上述以外，已知者尚有下列幾種，僅列於下表：

	病原菌	感染源	症狀	其他
耶辛尼氏腸炎桿菌食物中毒	*Yersinia enterocolitics*	動物、家畜（豬）	胃腸炎、蟲垂炎樣症狀	在低溫下具有增殖能力
曲狀桿菌食物中毒	*Campylobacter jejuni/ coli*	家畜、雞	胃腸炎、發燒	在較高溫（31～46℃）下發育、耐熱性弱

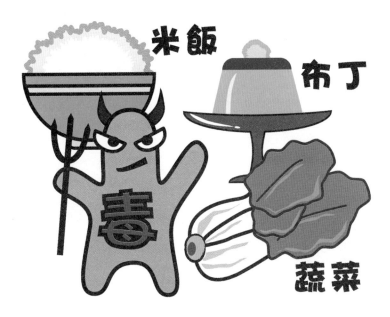

圖 5-6　大腸桿菌

9. 防止細菌性食品中毒

防止細菌污染

好好洗滌雙手,食品調理用具
也有自調理用具感染的事件

無殺菌力的清潔劑對除菌效果
應大於水洗

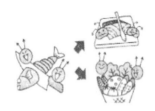

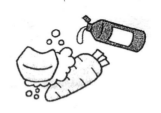

防止細胞增殖

不要放置於室溫

不過度信任冷凍、冷藏

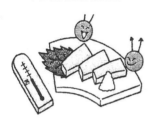

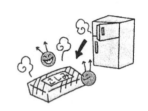

以沙門氏菌為例,10℃……幾乎不增殖
25℃……12小時內會增殖到中毒程度

在家裡冷凍食品時,不能完全抑制細菌的
增殖

殺菌

熱水消毒 　　　食物給予加熱 　　　曝曬調理用具

  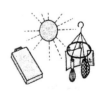

只用調理所用的熱湯
沖泡也有效

細菌容易繁殖的夏
季,儘量避免生食

保持乾燥,則細菌不易繁
殖,曬太陽也有殺菌效果

第六章

病毒食物中毒

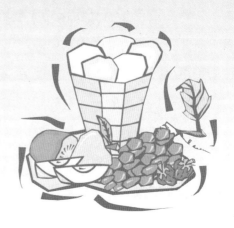

第一節　口蹄疫

口蹄疫是一種由濾過性病毒（virus）感染偶蹄類動物（如豬、牛、羊、鹿等）所引起的疾病，其特徵是受感染的動物的口、足等部位皮膚會出現水泡。其病毒只是感染偶蹄類而絕對不會感染其他家畜及雞、鴨等家禽類，也不會使人類致病。

在台灣地區，幾年前發生口蹄疫之前，至少 70 多年未發生過口蹄疫，而現有的飼養豬隻都無抵抗力，而在其疫苗進口量未能全面供應注射使用，為使其他尚未發生口蹄疫的養豬場受到波及，遭受重大的經濟損失，必須撲殺發病豬場全部豬隻，以減少病毒散播，有助於控制疫情。

現在，世界上大多國家均為「口蹄疫疫區」，非口蹄疫國家僅有日本、南韓、澳洲、紐西蘭及歐洲部分國家。國人常去旅遊的東南亞各國，香港、中國都是「口蹄疫疫區」。事實上，美國、加拿大、丹麥很久以前曾經也發生口蹄疫，但已曾經肅清病毒，再恢復為非疫區。不過現在再發生口蹄疫，所以其牛肉也不准進口到台灣（2007 年）。

日本在幾年前，台灣發生口蹄疫後，停止進口台灣的冷凍、冷藏生鮮豬肉，主要是避免進口的生鮮豬肉不慎帶口蹄疫病毒進去，而危害其國內的偶蹄類動物，並不是擔心其國民受病毒感染。因此，經過加熱調理的畜產品，仍然允許進口到日本消費市場。

口蹄疫疫苗是將其病毒先大量培養，收集再予殺死等適當處理後，再製成者。將此疫苗注射健康的豬隻經幾天後，就引起該豬隻體內產生抗體，並再對其注射疫苗以提高抗體的產生。此免疫抗體就可保護豬隻不受口蹄疫病毒的感染。口蹄疫疫苗是無毒的，注射於豬隻後產生的抗體亦是安全的蛋白質成分，自此豬隻所取得的豬肉經調理後，當然可以放心食用。

雖然口蹄疫病毒對人體無害，但是為了消費者吃得安心，政府除了在各地養豬場、肉品拍賣市場嚴格把關檢查，以免病豬流入市面，尚派獸醫師駐在屠宰場

嚴格檢查屠體。消費者在購買溫體豬肉時應記得檢視獸醫師所開具的「電宰衛生檢查證明單」以及豬皮上所蓋的合格紅色戳章。其他如果要購買冷藏或冷凍肉，即要挑選具 CNS 認證標誌之「CNS 優良肉品」

　　在調理時注意下列問題，口蹄疫病毒不耐熱，只要在 85°C 加熱 1 分鐘以上，就可殺死病毒，所以只要充分加熱烹煮豬肉即無問題。此病毒也不耐酸，人體的胃液酸度甚低，萬一其病毒入肚，議會立即被殺死，所以不需要擔心口蹄疫問題。

第二節　狂牛症

　　幾年前在美國曾經有牛隻感染狂牛症，而引起大家重視。狂牛症（mad cow disease）的學名是 *Bovine Spongiform Encephalopathy* (BSE)，意思是「牛的海綿樣的腦病變」。狂牛症的潛伏期很長，可能長達好幾年，但一旦發病，會在幾星期死亡，患病的牛隻會先出現驚恐，易被激怒的狂慌動作，慢慢變得行動困難、虛弱、最後死亡。死後牛隻經解剖，則發現大腦呈萎縮，以及神經細胞大量死亡的現象。現在這傳染性海綿樣腦病變的致病原因可能與 1928 年美國普西納（S. B. Prusiner）醫師所發現的傳染性蛋白粒（prion）有關，此種病源蛋白粒子其抗熱性，又耐化學處理，也不易被蛋白酶所分解。

　　此種病變可發生在多種哺乳動物上，除了牛（狂牛症）外，其他如羊（搔羊症）、鹿、水貂都可以發現。人也不例外，經發現在人身上的庫賈氏症（Creutzfeldt-Jacol disease, CJD）及庫魯症（Kuru）即屬同病症。人類的的庫賈氏症可分為兩類，則傳統型的庫賈氏症與狂牛症無關，另一種為與食用狂牛症病牛製品有關的新變型庫賈氏症（New variant Creutzfeldt-Jacol disease, CJD）。兩者的腦部病理變化類似，在臨床上的表現即不相同。

　　新型者，其病患剛剛開始會出現精神分面的症狀，如憂鬱、焦慮及幻覺。然後慢慢出現走路不穩；行動困難，以及無法自主的肢體動作，最後智力衰退、

癡呆症狀，多數在發病後一年死亡。現在狂牛症尚無藥物可治癒，所以預防最重要。

台灣以往的牛肉、牛奶均自非狂牛症疫區的加拿大、紐西蘭、澳洲等進口。最重要的是避免食用來自疫區受狂牛病變性蛋白污染的牛羊的內臟、骨髓、骨頭等或避免使用相關製品，例如萃取自疫區牛羊的膠原蛋白的美容及醫療用品。增加大家對此病症的認知與政府的嚴格監督，以避免此疫情在台灣爆發。

第三節　禽流感

前一陣子各大媒體頻曝中國發現禽流感的消息，中國官方已證實青海鳥類的禽流感及山東、江蘇的牲畜口蹄疫，但否認青海有人感染禽流感死亡的說法。

不過中國顯然加強了控制流行的措施，在廣州、上海、河北等地，要求加強鳥類的消毒措施，防止家禽、人員與野生禽鳥接觸。中國農業部在 2007 年 5 月 4 日接到青海湖畔鳥島上 17 隻斑頭雁異常死亡的報告，21 日宣布青海省野生候鳥的死因為 H5N1 型禽流感。

禽流感已經造成東南亞死亡總數達 54 人死亡。廣州市已緊急要求該市動物園，香江野生動物世界以及各大養殖場，加強鳥類的消毒措施，要求防止家禽、人員與野生禽鳥接觸。對一些候鳥棲息地的自然保護區加強監測。

在台灣，國衛院與衛生署疾病管制局認為人類禽流感大流行隨時可能會來，國衛院使用豹及非洲綠猴腎細胞培養方式，製造禽流感疫苗，並且聲稱計畫年底展開人體試驗，估計年產量可達十萬到二十萬劑疫苗。

然而最近衛生署內部調查發現，根本還沒有做出任何疫苗出來，則其發展嚴重落後。不過國家衛生院研究臨床組織稱 H5N1 疫苗動物實驗確實都已完成，也確定疫苗最具保護力。（中國時報，2007 年 6 月 29 日）

第四節 Severe Acute Respiratory Syndrome（SARS）

在 2003 年 3 月底，在中國、台灣等地區發生了感染嚴重性呼吸道症候群〔*Severe Acute Respiratory Syndrome*（SARS）〕。引起這種所謂 SARS 的病毒，在顯微鏡照相下，其直徑是 80～140 奈米（即 0.08～0.14 微米），厚度是 20～40 奈米（0.02～0.04 微米）。

（一）SARS症狀特徵

這種引起大家惶恐，在台灣全無防範措手不及的情況下，只能將發現病患的醫院封閉，並在無藥可醫的窘態下，犧牲了幾位醫護人員的生命。

此病患在X光片顯示肺炎的肺部浸潤現象，發燒超過 38℃ 或過去兩天內時有超過 38℃ 的高燒，並至少有四項症狀的兩項：過去兩天內有寒顫的病史，咳嗽或呼吸困難、鬱悶、肌肉痛。其他尚有頭痛、腹瀉、頭昏眼花、呼吸急速、唾液多、夜間盜汗、鼻炎、喉嚨發炎、嘔吐、噁心、腹痛等症狀。其潛伏期平均是 6.37 天。

此種病毒喜歡冷的、鹼性高的地方，於室溫下在糞便及尿液中可穩定存活至少 1～2 天。一般消毒雖猶殺不死病毒，但是可以使其失去傳染力，所以不要吹冷氣，飲食要加熱，環境要消毒。

（二）預防方法

1. 消毒方法可比照使用一般市售漂白水（次氯酸鈉，濃度約 12 ％）為最便宜有效。最常用的稀釋濃度是 100 mg/L 的次氯酸鈉（0.01 ％ 漂白水）清洗手部及一般器物等處。對大型客車廂內部或其他場地有可能受分泌物污染，則稀釋濃度要低一點，即以 1 ％ 漂白水沖洗或擦拭為佳，嘔吐物以 5 ％ 漂白水清洗即可。

當初病例發生並蔓延迅速，在 3 月發生後，到 5 月 23 日，已達 538 例。全球

有 28 國通報 8240 可能病例，共計 745 人死亡。

2. 由資料顯示，預防 SARS 以口罩最有效，勤洗手也相當有用，飛沫傳染應該是主要的傳染途徑。

3. 餐飲業者確實做好餐飲衛生措施，自助餐業者的配膳枱加設防塵罩。以預防 SARS 肆虐。餐飲業工作人員應每日量體溫和洗手，調理人員進入廚房進行食品操作實應強制配戴口罩，如果發現有員工是 SARS 可能病患應立即停業進行消毒，人員也應立即進行隔離。

4. SARS 流行期間民眾外出飲食時，應配合餐廳做好下列措施：

(1)進入餐廳時，主動配合業者的量體溫措施。

(2)搭乘電梯應配戴口罩，且避免交談。

(3)飲食前，依「濕搓沖捧擦」步驟，確實做好手部清潔。

(4)用餐時，採行「公筷母匙」或「中餐西吃」分食方式，避免飛沫傳染。用餐交談時，也應注意避免口沫噴散。

　　因為 SARS，「分餐」這問題又被許多人提起，重新引起社會重視，其實早在 1993 年年底，中國烹飪協會在向全國餐飲業提出「中式宴席改革」方案時，其中很重要的一項就是「分餐制」。從推行的情況看，一些大飯店、高檔酒樓已經實行，但普通的、小型的餐飲業還沒有做到分餐制。分餐主要有三種形式，一是就餐人自己分，二是服務員為顧客分，第三種是使用公筷、公杓。但目前看來比較容易推行的是公筷、公杓的形式。SARS 對餐飲業打擊沉重，但從另一方面看，又確實有利於分餐制的推行和普及。媒體和輿論應該加以引導，例如倡導顧客就餐時，主動提出「分餐」，主動要求公筷、公杓，逐步成為一種社會習慣，進而成為一種餐飲制度。

第七章

黴菌毒素

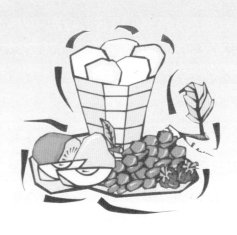

黴菌毒素（mycotoxin）即由黴菌所產生的毒素，攝取此毒素時會引起人體、家畜、家禽等的急性或慢性健康障礙，稱為為黴菌毒素中毒（mycotoxicosis）。此種毒素當初（1960 年）由英國發生的火雞中毒事件，則由黃麴毒素（aflatoxin）引起而展開了研究。

在台灣記憶猶新的花生製品、黃變米、玉米的黴菌毒素等，一連串的問題發生。曾引起消費者的關注與恐慌。在歷史上，最早紀錄是由麥角中毒（ergotism）早在 857 年，在德國萊茵河下游住民遭受麥角中毒的困擾，到了十六世紀才明白，此中毒是由麥角（ergot）所引起的。

黴菌毒素一般產生在含碳水化合物較多的農產品，在糧食、飼料作物等。尤其以穀類在貯藏中受黴菌污染，產生毒素最為顯著。最常見的有

一、黴菌毒素的毒性

大部分的黴菌毒性由家畜中毒症的發生而被發現，但人體中毒症卻完全被研究清楚者較少，尚待研究者極多。對此毒素發生障礙的器官，組織包括肝臟、腎臟、神經、內分泌系統等極廣，除中毒以外尚有誘癌性、催其胎性、致突變性等。

二、麥角中毒

麥角菌（*Claviceps purpurea*）寄生於黑麥穗，其所形成的紫黑色菌核，即稱為麥角。麥角的毒性成分為 *ergometrine*、*erotamine* 等，總稱為麥角鹼（*ergo alkaloids*）。

中毒症狀可分為痙攣型與壞疽型。前者為急性中毒，全身有蟻走感，四肢有異狀（灼熱感、疼痛）、嘔吐、腹痛、痙攣等，慢性中毒則大多為壞疽型，四肢異常知覺、肢端、耳殼、鼻子等發生水泡、壞疽、脫落等。在歐洲自古稱奇為「聖安東尼之火」（St. Anthony's Fire），足以致死，引起廣泛的恐懼。現在歐

美各國已立法限制污染穀類的流通，就是自 1951 年以後，不再發生的原因。另外黑麥的消費減少為另一原因。

三、黃麴毒素的毒性

在1960年英國發生大量雞死亡事件，症狀為肝臟的變性、壞死、絲球體腎炎、腸黏膜炎症為主。原因在飼料，則受到 *Aspergillus flavus* 污染，產生黃麴毒素（aflatoxin）致病。則飼料中的花生所引起者。

以後的研究分離了 aflatoxin B_1、B_2、G_1、G_2，4 種原因成分。其中以的 B_1 毒性最強。這些毒素為非常安定。黃麴毒素對動物會引起高頻度的肝癌，即可聯想到人體的肝癌與黃麴毒素的關係。

此毒素主要分佈於氣溫濕度高，則黴菌易繁殖的亞熱帶地區。據調查易受污染的食品有花生、穀類、乳製品、香辛料等、豆類、種子類等。

四、黃變米毒素

由有毒的黴菌的寄生而變黃色的病變米所引起的毒素。可分為：

1. 由 *Penicillium citroviride* 寄生而引起的 toxicarium 黃變米，在台灣米、伊朗米等中被發現，其中毒症狀為神經性的癱瘓症。
2. 由 *P. islandium* 寄生而引起的 islandia 黃變米，在東南亞產的米中發現。症狀有肝硬化、肝癌。
3. 由 *P. eitrinum* 寄生的泰國黃變米，會引起腎臟肥大、腎臟障礙。

五、紅黴毒素

美、日、蘇等國報導，由 *Eusarium* 屬黴菌污染的麥、玉米的食物含有此種毒素，主要症狀為嘔吐、噁心、下痢、頭痛等。

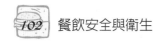

六、黴菌毒素的污染及中毒

1. 穀類如花生、大豆、米、小麥等,在收穫後應將其乾燥至不發黴,則水分在 8% 以下,並要貯藏於低溫乾燥處(20℃,相對濕度 75 % 以下)。例如日本將稻米密封包裝後,貯於湖底。

2. 加工時注意原料來源,如花生醬常因為混入少量發黴原料,而使黃麴毒素含量超過規定量。

3. 不可食用發黴的食品,國人患肝病者眾多,可能與食品有關,尤其是發酵食品,如其所用菌種,非純粹培養者,應注意產毒黴菌的污染。

第八章

天然毒素

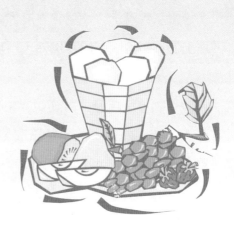

第一節　植物毒

1. 毒　菇

國人喜愛菇類且因其含有維生素 B_1、B_2、熱量低，又有豐富的食用纖維，被當作保健食品食用。除了人工培養菇類外，在媒體上常有因食用野生菇類，引起中毒的報導。中毒症狀有肌肉顫動至痙攣、視覺異常，其他感官異常（如暈幻等）、嘔吐、噁心、下痢、虛脫、身體發冷、脈搏虛弱且快速、呼吸急促等。

已被研究的毒菇成分有蠅虎覃（amanita, *Amanita pantherina*）其毒素為蠅覃鹼（muscarine），其他毒菇成分已被研究有 amanitin, agarioic acid，bufolenine 等，其化學構造都已被究明。

除非人工培養者，忌將野外發現或來路不明的菇類食用，以下為民間傳說的毒菇判別法。

毒菇鑑別法：

(1)基部可縱裂者為無毒。

(2)顏色鮮豔、漂亮者有毒。

(3)具惡臭者有毒。

(4)具苦味或辣味者有毒。

(5)莖部帶有下環者有毒。

(6)分泌乳汁，帶黏性、暴露空氣、變色者有毒。

(7)連銀湯匙煮沸時，湯匙會變黑或變不亮者有毒。

以上為一般傳說，但有例外，所以還是以不食來歷不明者為上策。

2. 馬鈴薯

馬鈴薯的發芽部分含有茄靈（Solanine）配醣體，會引起中毒。此毒為中樞神經毒，具有溶血性，如多量攝取，數小時內急會發生頭痛、頭暈、腹痛、疲倦、胃腸不適等症狀，也有意識障礙或虛脫等現象出現。

3. 青梅、銀杏

青梅中含有氰酸配醣體（amygdalin）經酵素分解會變成氰酸，如經攝取多量就會引起消化不良、嘔吐、痙攣、甚至死亡，不過經過醃漬處理者，及無此中毒現象。

銀杏因不同季節而含有氰酸。其葉子亦含有氰酸，多吃未成熟的銀杏時，也會引起中毒症狀。

其他如樹薯的根莖也含有多量氰酸醣苷，但在食用時，都要經過磨碎、浸漬、煮沸、漂水、發酵等處理，可以去毒，所以可供食用。

4. 九層塔

九層塔因有黃樟毒（Safrol）而被認為有害健康。為此市售含有黃樟素的碳酸飲料，被迫全部下架回收。但國人以食用九層塔多年，尚未聽過中毒事件發生。如當作香辛料，少量食用可能無妨。

5. 棉子油

沒有精製完全的棉子油含有毒成分的棉子酚（gassypol）。

第二節 動物毒

1. 河 豚

吃河豚中毒即時有所聞，其實河豚含有毒與無毒兩種。有毒者其內臟、卵巢與肝臟含有毒素 tetrodoxin 所致。其毒性具有季節性，春季漸強至五、六月最高，其中毒症狀是開始有知覺異常、皮膚發生麻痺，再來為運動障礙，無法步行或言語，最後厲害時會因呼吸困難而死亡。中毒厲害時，發病 10 分鐘即會死亡，通常即發病後，30～300 分鐘後始有症狀，如果中毒症狀維持 8 小時以上，即有恢復健康的希望。現在尚無醫治方法。

預防的方法是最好不要冒險食用河豚。日本規定領有河豚調理師執照者，才能任河豚調理師，並替顧客烹飪供應。因為經過特別訓練的調理師熟悉如何去除

有毒的河豚內臟，避免中毒的發生。

2. 毒　貝

有 venerupin 中毒與麻痺性貝中毒（paralytic shell poisoning）。前者耐熱，潛伏期長達 12 小時，甚至一週。症狀有疲倦、噁心、便秘、頭痛、腹痛、皮下血斑、黃疸、肝腫等，屬害患者有意識不清，吐血、便血，死亡率達 50%。後者由攝取貽貝（mussal）所引起的，其毒素稱為 saxitoxin，在酸性時對熱安定，鹼性中卻不穩定，攝取後 30 分鐘即會發病，症狀有末稍神經麻痺，重症者四肢麻痺，不能站立，幾小時候就呼吸困難而死亡。

3. 毒鰤（又稱沖鰤）

分佈於南方海域魚類，其有毒成分尚未究明，中毒症狀是口唇周邊輕微麻痺，然後擴散至整個臉部、乏力感、酩酊感、步行困難，為神經系統發生問題。

4. 鮑　魚

攝食鮑魚，在經曬太陽後、臉部、四肢會產生疼痛、發紅、起水泡等症狀，其原因被究明由鮑魚中腸腺所積蓄的藍綠色色素（pyropheorbide a）所引起的，此色素來自海藻的葉綠素 a。

至於預防食用自然毒食品中毒，最重要的是應加於認識與鑑別，不要冒險攝取來路不明、不熟悉的食物。

第九章

寄生蟲

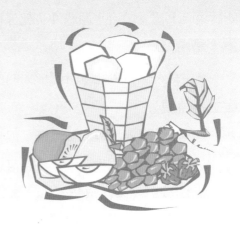

　　寄生蟲在戰後，隨著環境衛生的改善，被認為已消聲滅跡了，但是近年來尚有復活的跡象而成為關注的焦點。這復活的時期為經濟的泡沫化時代，就可推測與環境的惡化的戰前不同，表示國人生活富裕的結果。

　　原因是海外觀光旅行的風行，國人到國外旅行，在寄生蟲流行地區，受到感染後帶回台灣，又因大家爭先恐後也飼養寵物，寵物數量暴增，又因在屋內飼養，所以自貓狗等受到感染也是原因。

　　然而最大的原因是追求美食，改變了飲食習慣。近年來，隨著進口食物的增加，過去在台灣不存在的寄生蟲或寄生蟲卵，竟隨著食品進口，而感染的病例也增加，但是主要原因可能追求美食，使國人改變飲食生活，現在街頭巷尾，餐館林立，不但中國各地菜餚，連世界各國的料理也可品嚐到。

　　在食品販賣店、超級市場、便利商店也都販賣世界各國的飲料、食品等。因此，過去在台灣不存在的寄生蟲、寄生蟲卵隨者食品、原料被進口，感染的病例也增加了。又因國內外流通網也發展，輕易可獲得活魚、生鮮蔬果類，再由於追求美食，嘗試活蝦、鮮牡蠣、生魚片、羊排、牛排者也增加，這就成為寄生蟲感染的原因。例如顎口蟲症的寄生蟲是由台灣或中國產的泥鰍生吃所感染者，旋尾線蟲也多由生吃活螢蟲魷魚所感染者。

　　從食品的感染另一值得注意的是無農藥蔬菜或有機栽培蔬菜。尤其是在家庭菜園，以糞尿肥料栽培的蔬菜食用後，感染蛔蟲病者頗多。尤其以生菜的沙拉食用者要注意。

　　作為寄生蟲病的預防對策，對於貝類（尤其是淡水魚）儘量避免生吃，要生吃蔬菜時，儘量以流水徹底沖洗乾淨再食用。

寄生蟲病

　　寄生蟲：記住於比本身體形大的生物體內，奪走營養、增殖子孫的生物。

宿主：魚類

　　主要由生食淡水魚而被感染，但也會由海水魚感染。

　　安尼線蟲：由於生食魷魚、比目魚、鮪魚等生魚片感染，會引起腹痛。

　　橫川吸蟲：香魚、鯽魚、鹹魚等淡水魚的生魚片，加熱不足而感染，會引起

腸炎（catarre）。

顎口蟲：由雷魚或鯉魚的生魚片、泥鰍的生吃等所感染。從胃部移動到體內，成為腫脹、失明、腦障礙等原因。

旋尾線蟲：由生食螢蟲魷魚感染，引起皮膚腫脹、嘔吐、腹痛等。

廣節裂頭線蟲（真田蟲）：由鮭魚、鱒魚的生魚片感染，會引起消化障礙。

附著於蔬菜

由洗滌、加熱不徹底的蔬菜感染，由化學肥料的使用而消滅，但由於有機農業而復活。

蛔蟲：營養失衡、消化障礙，由毒素引起的神經症狀、胃痙攣等。

鉤蟲：由小腸吸血，引起由出血的各種症狀。

寄主：肉類

由於加熱的肉類幾乎不會發生感染，由外國產的肉製品（火腿、香腸、培根等）可能引起感染。

旋毛蟲：引起筋肉痛、發燒、下痢等甚至死亡。

住血原蟲（toxolazma）：引起筋肉痛或類似流行性感冒的症狀，有時會自寵物的貓感染。

吃豬肉引起囊腫

2007 年 6 月 28 日自由時報報導一名 31 歲男性，因在大腿長了硬塊，經手術取出鴨蛋大腫塊，經診斷是豬肉條蟲引起的「豬囊蟲」病變，病因可能是生吃豬肉惹禍。豬肉條蟲（*Taenia solium*）是人畜共通的寄生蟲。感染原因是食用未煮熟或冷凍不當之含幼蟲豬肉所致。幼蟲在小腸內 2～3 個月發育為成蟲，蟲卵或身體的節片隨糞便排泄，再感染另一宿主。

另一感染方式是食用含蟲卵的食物或水，進入胃腸孵化成六鉤幼蟲，再穿過腸壁到體內各部，寄生於橫紋肌、心臟、腦部、眼睛等。如寄生在腦部會產生癲癇、水腦症、腦膜炎、視力喪失等嚴重症狀及後遺症，甚至昏迷而死亡。因此吃肉時，來路不明的肉類一定要煮熟才吃，因為高溫可能有效地殺死蟲卵。

在東南亞等衛生較差的地方仍流行這種病，台灣早期也曾流行過，現在較少

表 9-1　生食可能吞進的寄生蟲種類

生食種類	寄生蟲
豬肉	旋毛蟲、有鈎條蟲、弓形蟲、囊蟲
牛肉	無鈎條蟲、隱孢子蟲、囊蟲、中華肝吸蟲、泰國肝吸蟲
淡水魚	中華肝吸蟲、泰國肝吸蟲、廣節裂頭條蟲
海水魚	海獸胃線蟲
淡水蟹	肺吸蟲
蝸牛	廣東住血線蟲
生菜	牛羊肝吸蟲、薑片蟲、蛔蟲、鞭蟲

資料來源：衛生署疾病管制局、農委會防檢局

見。

　　據 2007 年 7 月 6 日自由時報報導，陽明大學熱帶醫學所所長卓文隆指出，大量外勞、看護的引進，開放中國觀光客，致使寄生蟲威脅發生新的蟲蟲危機悄悄進入。最近發現的豬肉條蟲，經食用生豬肉或半熟豬肉即會進入體內後，侵入腦中引起癲癇等。另外日本血吸蟲會由皮膚進入肝、腸道造成水腫，觀光客到太湖、西湖一泡水就會上身了。

　　台商在中國為數近一百萬，已成為另外一大隱憂。

第十章

環境相關之有毒物質

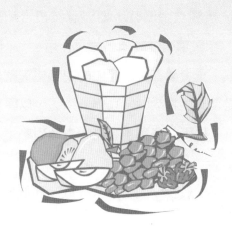

第一節　重金屬

　　攝取微量時便顯出有症狀的金屬，就是有害性金屬，而這種金屬都屬於重金屬。此種污染成分的特性是不像有機物，不被分解，永久殘留於環境中，侵入生物體不會被分解。

　　重金屬的毒性有二個特性：

1. 金屬本身產生的毒性，與有機物顯然不同。

2. 重金屬離子與其他離子或生成反應生成各種化合物，尤其形態變化影響其毒性。

　　存在於環境中的重金屬由各種途徑進入生物體內，水裏的重金屬被飲用，也會由水中生物攝取，在土壤者經牧草、蔬菜、穀類等被攝取，大氣中者由呼吸侵入。但有的是經污染水，污染的食品經口進入體內。

　　重金屬的毒性輕重會受到下列因素影響：

1. 攝取量。

2. 侵入途徑以攝取及呼吸為主，皮膚則為其次。其產生的毒性也不同，例如金屬汞由經口與呼吸到侵入者比以蒸汽吸入者為嚴重。

3. 由化合物的種類而不同，例如氯化汞轉移變碘化亞汞即毒性強得多。

4. 慢性中毒則長時間低量接觸與急性中毒則在短時間接觸高劑量，其毒性及中毒情形亦有所不同。

5. 接觸重金屬時，要注意其複合污染，有時會毒性相加、相乘或互相抑制現象，值得注意所謂相互作用。

　　重金屬在生物體內的中毒機構就是重金屬與蛋白質及核酸間的反應為主，就是使其生物活性（功能）消失，以顯出毒性。

　　以下就各種重金屬的毒性列舉：

1. 砷（As）

　　一般食物的含砷量甚低，都低於 0.5 ppm，甚少超過 1 ppm。海鮮類尤其甲

殼類含量較高,通常為 2～8 ppm,牡蠣更高為 3～10 ppm,蝦、貽貝、斑節蝦更高至 42～174 ppm,然而淡水的魚貝類含量都較低。

植物會吸收土壤中的砷,通常會超過 0.5 ppm,但蔬菜、水果類表面所殘留者可以用水沖洗掉。

砷的經口急性中毒症為攝取後,約一小時後發生咽喉食道的收斂、嚥下障礙、激烈的腹痛、灼熱感、腹瀉等。慢性中毒卻會引起紅血球破壞而貧血、食慾不振、發疹、色素沈澱、慢性腸胃障礙、肝臟肥大、腹瀉、微熱等。其中毒劑量對成人為 5～50 mg,致死量則為 100～300 mg。

砷中毒的原因是因砷與體內酵素結合,抑制其作用之緣故。慢性中毒可能會引起劇痛的神經炎、皮膚潰瘍、黑皮症、角化症、指甲、毛髮脫落,亦可能成為癌症。砷污染多來自殘留農藥,誤用食品添加物、器具、包裝材料等。

砷中毒事件曾經轟動世界的是日本森永的嬰兒奶粉中毒事件。這是由於該公司為了改善奶粉的速溶性,而添加了磷酸鹽,因此磷酸鹽在製造中污染砷,遂引起抵抗力低的嬰兒中毒事件。

在台灣南部因飲用地下水,引起烏腳病也是砷中毒引起的。

2. 鉛(Pb)

平常無污染的食品,含鉛量在 1 ppm 以下。牛奶在 0.02～0.08 ppm,牛肉筋肉含有量約在 0.1 ppm。動物體中,生鮮的骨頭含鉛量為 5～20 ppm,由此可知鉛與骨頭的親和力甚強。

據估計人自食品中所攝取的鉛並不多,只有 0.22～0.4 mg,並會由飲水中攝取少量鉛。從空氣中也吸入少量鉛,吸菸時也會吸入少許。人體從食品中,只能吸收其中的 5%,其餘大部分都在糞便中排泄。

從前印刷工在檢字時(使用鉛字),會長期暴露、接觸而引起鉛中毒的職業病。

鉛的急性毒性較弱,但連續多量攝取,或微量但被蓄積於體內時,會引起慢性中毒。其症狀是肌肉、顏面神經、骨頭等的麻痺,腸壁肌、腸血管痙攣、消化障礙、便秘、血壓升高、目眩、精神障礙、痙攣、關節痛、視力障礙等。

在台灣，前幾年因皮蛋製造時，為了縮短製造時間以及促進蛋白質凝固而添加氧化鉛、氧化鐵等重金屬而引起衛生機構的注意。現在已規定其含鉛量不得超過 2 ppm。

從前自來水管多用鉛管，但因為鉛容易氧化生成氧化鉛，所以水管表面受到保護，而不至於喝自來水而中毒。

3. 汞（Hg）

在生物界廣泛存在汞，被認為造成職業病的有毒成分，在生物體尚未發現有不可缺的功用。其亞急性中毒症狀為流口水、胃炎、腹瀉，有時會有神經障礙、巴金森氏震顫、頭暈、過敏、憂鬱症。經口攝取 100 mg 氯化汞即有中毒症狀發生，如達 500 mg 即可致命。

穀類、蔬果類、肉品、乳品中的含汞量為 0.005～0.035 ppm，海鮮類又以體型大者其汞含量較高（0.02～0.18 ppm）。人類自食物攝取的汞，平均為 0.5 mg/day。

日本熊本縣曾經發生水俁病，症狀是神經障礙、四肢麻痺、步行困難、言語障礙、視野狹窄等，約經 6 個月即死亡。其原因是水俁灣的魚貝類受到附近工廠排放的廢液含有機汞所污染，而攝取外觀正常的魚貝類所引起者。

無機汞化合物如為不溶性時毒性較低，有機汞或汞蒸汽的毒性極強。現在規定的各種食品衛生標準中，含汞量規定魚蝦類不得超過 0.5 ppm，罐頭食品 0.5 ppm，食用油類 0.05 mg/kg。

4. 鎘（Cd）

牡蠣含鎘量特別高，約為 3～4 ppm，其他食品即只有其 1/10 至 1/100。從飲水或空氣中，因環境污染而會有相當量被攝取入人體內。工廠內污染：工人常因此得到職業病，其肝臟、腎臟的鎘濃度比常人高。因此，尿中排出的鎘較多，並含低分子量的蛋白，可能轉變為氣腫。攝取高量的鎘則會引起急性中毒症狀，甚至致命的肺炎。急性中毒症狀有嘔吐、頭暈、腹瀉及虛脫現象。鎘濃度在 15 ppm 可能引起中毒症狀。

在日本富山縣曾經發生高齡女性患痛痛病（肩、腰、膝部的神經痛）。原因

是長期飲用鎘污染的水及含鎘的農作物所引起者。這是該縣的神通川上游的精煉金屬工廠排出的廢水含有高量鎘所致。

表 10-1 重金屬中毒之致病來源及症狀

中毒疾病	致病原因及其來源	潛伏期	症狀	有關食品	導致食物中毒之因素
水銀（汞）中毒	工業廢物中的甲基與乙基汞化合物以及殺菌劑中的有機汞	一星期或更長	麻木、腿無力，痙攣性麻痹，視力減弱，盲目，昏迷	以含汞殺菌劑處理的穀物，暴露於含汞化合物中的豬肉，魚貝類	被汞化合物污染的河流，以經汞殺菌劑處理之穀物飼養動物，攝食經汞化合物處理過的穀物或飼養此種穀物的動物的肉
鎘中毒	電鍍器具中的鎘	15至30分鐘	噁心、嘔吐、腹絞痛、下痢、休克	高酸性食品及飲料，蛋糕裝飾物	購賣含鉛器具，將高酸性食品貯存於含鉛器皿，將農藥與食品貯存於同一地區
鉛中毒	陶土器皿、農藥、油漆、石膏及油灰中的鉛	30分鐘或更長	金屬味，口部灼熱、腹痛、乳狀嘔吐物、血便或黑便、呼氣惡臭、休克、牙齦線發藍	貯存於含鉛器皿中的高酸性食品與飲料，任何無意中被污染的食品	貯存於含鉛器皿，將高酸性食品貯存於含鉛器皿，將農藥與食品貯存於同一地區
鋅中毒	鍍鋅容器中的鋅	幾分鐘至幾小時	口及腹部疼痛、噁心、嘔吐、頭暈	高酸性食品及飲料	將高酸性食品貯存於鍍鋅罐頭中
銅中毒	管線及器具中的銅	幾分鐘至幾小時	金屬味道，噁心，嘔吐（綠色嘔吐物）。腹痛、下痢	高酸性食品及飲料	將高酸性食品貯於銅製容器或以銅製管線輸送高酸性飲料

5. 鋅（Zn）

　　成人自膳食攝取平均 12～15 mg 鋅。一次大量攝取可溶性鋅鹽時，由其強烈的刺激作用引起嘔吐、噁心、血性下痢、腹痛等症狀。成人致死量為 $ZnSO_4$ 是 3～5 g，$ZnCl_2$ 為 1～2 g。過去有因使用鋅管或鋅容器及膳具而中毒的報告，但鋅引起食物中毒卻很少見。

6. 錳（Mn）

　　如與上述重金屬比較，錳的毒性並不強。普通食品中，錳含量為 20～30 ppm 至 0.2～0.5 ppm（肉、魚、乳品等），成人每天平均攝取量為 2～8 mg，此量比動物試驗中會引起中毒作用的濃度低得多。除非因工業污染產生或職業病，很少引起困擾。錳被用在合金、乾電池、製鋼、釉藥等。職業病係內呼吸道吸取粉塵、蒸汽等而侵入體內。中毒症狀以呼吸器官發生症狀為特徵，如暴露於含錳的粉塵、蒸汽中，長達 1～2 年以上，即會引起類似巴金森病症狀。

　　從前某廠推出的乳酸菌飲料，盛傳添加微量錳在培養基中才能使其繁殖。過去錳酸鉀溶液亦被用為漱口液。

第二節　農藥

　　為了充分供應必需的食物，現在農業不管在農作物的生長或收穫後的貯藏，運銷過程中都要使用農藥，如殺蟲劑、除草劑、殺菌劑都被用於保護農作物，不受病蟲侵害，而提高產量及品質，大部分的農藥，雖以日益進步的技術，但尚無法使其不殘留其中並使攝取的人不遭受其毒害。雖然尚很少農藥直接阻礙健康的實例發生，但從母奶或牛奶中，已檢出農藥殘留，並觀察到野生的鳥類或飼養家禽的生殖產生異常。

　　除非故意，人類不會直接飲用農藥，但含有殘留農藥的植物或動物，被其他動物攝取後，經過所謂「食物鏈」轉入人體內，經過其濃縮而產生不良作用。

　　農藥在使用時，其使用量、次數、施藥與採收時季的間隔時間等都會影響殘

留量。以下就各類主要農藥的特性分述

（一）有機氯殺蟲劑

現在已經被禁用農藥 DDT、BHC 就是有機氯殺蟲劑。然而在被使用者有地特靈（dieldrin）、靈丹（lindan）、氯丹（chlordan）等。此種農藥的急性中毒症狀有倦怠感、頭痛、頭暈、噁心、嘔吐與腹瀉等。如攝取到毒性較強或多量時，會發生全身痙攣、意識不清、呼吸困難而致死。另外有些有機氯劑也會造成濕疹、皮膚炎、結膜炎、角膜炎、肝炎等。有機氯殺蟲劑較為穩定，DDT、BHC 等雖被禁止在農業上使用，但據報告在土壤中其毒性可殘留近十年。

（二）有機磷殺蟲劑

有機磷殺蟲劑的毒性較強，尤其是巴拉松（parathion）為急性毒性殺蟲劑，低毒性者有馬拉松（malathion），DDVP（二氯松）、大利松（diazinon）等。其急性中毒症狀為飲食不振、噁心、嘔吐、全身痙攣、肌力減退、麻痺、頭暈、倦怠感、頭痛等。重症者會呼吸困難而致死。

因此劑毒性強，常報導被誤飲或蓄意飲用自殺者。雖然毒性強，但採收一星期前噴撒並受到陽光（紫外線）照射，就會使其毒性盡失。

（三）氨基甲酸鹽系殺蟲劑

此劑如加保利（carbaryl）、納乃得（lannate）、安丹（propoxur）、加保夫（carbofuran）等毒性較弱，因此蓄積而產生慢性中毒的可能性也少。

（四）有機汞殺菌劑

因含有機汞，其毒性不能輕視，而以慢性中毒最值得注意。其症狀是初期為意志不集中，記憶力衰退、頭痛、失眠、手腳震顫。也發生腎臟障礙、尿中蛋白多。過去被使用的苯基汞（phenyl mercury）其急性毒性強，會引起全身中毒。

（五）有機氟劑

因氟的毒性強的關係，此種殺蟲劑如氟化乙醯胺（monofluroacetamide）、氟化乙酸鈉（sodium monofluroacetate）等，對動物的急性毒性都很強。中毒症狀為意識不清、痙攣、重症者即血壓下降、不整脈，最後由呼吸困難致死。

（六）其他殺蟲劑、殺菌劑

急性毒性較強的殺蟲劑尚有砷酸鉛、硫酸菸鹼醯胺、磷化鉛等，但很少引起中毒事件，殺菌劑則除了有機汞、有機砷之外，極少發生中毒事件，但如四氯丹（difolatan）、三氯吽（triazines）、鋅乃浦（zinab）、錳（manel）等二硫氨基甲酸鹽系殺菌劑，雖然與體質有關，但均可引起接觸性皮膚炎。

現在各國政府對農藥使用均有嚴格規定與管制。台灣的衛生署也訂有殘留農藥之安全容許量，以防發生毒害。

表 10-2　蔬果殘留農藥安全容許量標準

類別	農藥名稱	容許量標準（ppm）	適用範圍
有機磷劑	馬拉松（Malathion）	2.0	包葉菜類、小葉菜類、豆菜類、柑桔類
	大滅松（Dimethoate）	1.0	核果類、柑桔類（2.0）
	三氯松（Trichlorate）	0.5	柑橘類
	大利松（Diazinon）	0.2	瓜菜類、果菜類、豆菜類、蕈菜類、包葉菜類（0.5）、小葉菜類（0.5）
	二硫松（Disulfoton）	0.1	包葉菜、小葉菜、豆菜類
	福瑞松（Phorate）	0.05	豆菜類、小漿果類、果菜類、瓜菜類、根菜類
有機氯劑	克氯（Chloropropylate）	1.0	柑桔類、核果類
胺基甲酸鹽系劑	加保利（Carbaryl）	0.5	大漿果類（0.1）、瓜菜類、梨果類（1.0）

第三節　多氯聯苯

一、特性及用途

多氯聯苯（polychlorinated biphenyls; PCBs）為芳香族氯化有機物。其化學式如下圖

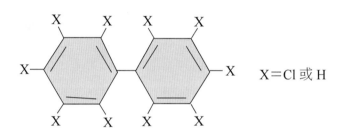

X＝Cl 或 H

其化學結構與有機氯殺蟲劑 DDT、BHC 等甚相似，均很安定且毒性強。在外觀上，隨著種類不同，PCBs 有油狀液體、黏著性液體、樹脂狀粉末及白色結晶等不同形狀。

其理化特性為

1. 對熱相當穩定、沸點高、在 200 ℃～300 ℃ 仍然不沸騰，保持液狀。

2. 熱容量大，是良好之熱媒。

3. 絕緣性好，對電絕緣性佳。

4. 不燃性（但含有 2 個氯以下者可燃）。

5. 化學性不活潑、耐酸、耐鹼。

6. 微溶於水，可溶於有機溶媒。

7. 防蟲。

因其理化性，所已有如下的多用途：

1. 絕緣油：變壓器、電容器。

2. 熱媒體（加熱、冷卻）。

3. 可塑劑：電線的表層保護劑、絕緣材料、塑膠成品、接著劑。

4. 印刷油墨、塗料：無碳性複印紙、報紙印刷油墨等。

5. 潤滑油。

6. 其他：紙張、毛織品的防水層、農藥等。

二、管理現況與食品中限量標準

多慮聯苯是脂溶性物質，因此土壤中的多氯聯苯受到雨水沖洗後流入河川、湖泊或海洋中，蓄積於大型海洋生物體內，再由人類食用其乳類、肉類、油脂等儲存於人體脂肪中，母體懷孕時，再傳給胎兒及母乳中。關於其管理，世界各國紛紛採取管制對策，如美國早在 1976 年則立法禁止其生產，1980 年代起，荷蘭、英國、德國等亦實施限制。

至於中毒事件，最重要的是1968年日本所發生的油症（Yusho）事件，則在米糠油製造過程的熱交換器漏出多氯聯苯污染了米糠油，而使人發生中毒。台灣也曾於 1979 年發生類似的米糠油污染多氯聯苯事件，當時受害者多達二千多人。

其症狀包括痤瘡、皮膚色素增加、淚水增加、視力受損、虛弱、四肢麻痺、頭痛、肝功能受損等。如母親暴露於多氯聯苯者，生下小孩有皮膚脫色，及發育不正常現象。

在台灣，衛生署於 1985 年公布的食品中多氯聯苯限量的標準如下：

表 10-3　食品中PCB限量標準

類別	限量（ppm）	備註
鮮奶、乳製品	0.5	脂肪基準
肉　類	1.0	脂肪基準
蛋　類	0.2	
遠洋魚介類	0.5	可食部分
近海沿岸魚介類	1.0	
嬰幼兒食品	0.2	
紙製品包裝材料容器	5.0	
淡水養殖魚介類	1.0	

衛生署公共 516,067 號

　　表 10-4 為衛生署於 1984 年對台灣區魚貝類中多氯聯苯含量的調查報告，由此可見其污染情形。

表 10-4　台灣對魚貝類中PCB含量的調查

海水魚	0～411.4 ppb
淡水魚	1.1～269.3 ppb
蛤	0.6～13.1 ppb
蟹肉	2.4～26.5 ppb
蟹黃	11.3～22.4 ppb
鮮蝦	1.5～5.8 ppb
牡蠣	3.0～110.0 ppb
墨魚類	1.9～41.2 ppb
九孔	1.8～3.7 ppb

第十一章

病媒管制與危害

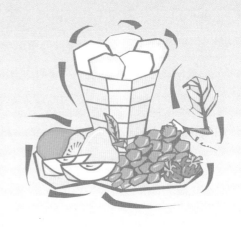

　　根據世界衛生組織（WHO）定義指出：所謂病媒（Vector），將病原體自一寄主帶至另一寄主之攜帶者稱為病媒。多數傳染病大多以節肢動物為媒介，故一般講病媒管制是指老鼠、蒼蠅、蟑螂、蚊子、臭蟲、蝨子、跳蚤、蟎等動物的防治。蚊、蠅、鼠、蟑等號稱公共衛生四大害蟲。

一、老鼠

　　擅長沿著牆壁或物體邊緣而行，常經之處會形成光鮮之鼠徑和留下粒狀糞便。

1. 住家周遭及室內經常發現的鼠類有三種。
   (1)家鼷小家鼠（*Mus musculus*）：個體最小，家鼷鼠喜穀粒。
   (2)屋頂鼠黑家鼠（*Rattus rattus*）又名船鼠或屋頂鼠，喜蔬菜、水果及穀物
   (3)溝鼠（*Rattus norvegicus*）又名挪威鼠，體長 18～25 公分，體型較大，喜魚肉、穀物、有機垃圾，食性較雜。
2. 繁殖：小母家鼠生長 40 天可受孕。大母家鼠生長三個月成熟，21 天可懷孕。第一胎 5～6 隻，以後每胎加一隻，直到一胎最到 15～16 個，以後每胎減少一隻，直到一胎產 5～6 隻時，就停止繁殖。一隻老鼠一年要懷 8 次胎，俗話說：一公一母，一年三百五。
3. 常見的鼠傳疾病有：
   (1)鼠疫（*plague*），由鼠疫耶爾森桿菌（*Yersinia pestis*）所引起，受感染的鼠蚤咬了下一個宿主（老鼠或人類）將疾病傳染。
   (2)鼠斑疹傷寒（*Urban typhus*），是一種由鼠蚤傳播的立克次氏體病（Rickettsial disease），磨損的皮膚或傷口接觸到受感染之蚤糞，亦可能由於吸入了蚤糞或鼠尿污染的水或食物。
   (3)斑疹熱（*Spotted fever*），是一種立克次氏體病，幼蟲寄居於老鼠身上，成蟲則寄居在狗隻身上。
   (4)叢林斑疹傷寒（*Scrub typhus*），是一種立克次氏體病，由居於矮樹叢的老

鼠身上的寄生蟲傳播，人類意外地受到感染，如露營、登山等。

⑸漢坦病（*Hantaan fever*），由漢坦（**Hantaan**）病毒所引致，在空氣不流通的地方，由受感染老鼠所呼出的微粒和排出的糞粒傳播。

⑹鼠咬熱（*Rat-bite fever*），由老鼠口腔內的細菌引起，經鼠咬藉傷口感染。

4. 居家鼠類的防除法

⑴改善環境衛生—不供給老鼠吃、喝、住。

食物、飲水和棲息場所是老鼠的生存要件，因此我們首先要清除可供鼠類棲息的場所，斷絕食物的來源，不供給牠們吃、喝、住，老鼠自然就無生存下去。但清除前應先實施毒殺，以免鼠隻逃散。如：住家內外避免堆積雜物，清除廢棄物，垃圾必須密封加蓋，並儘速包妥清運，廚餘菜餚不可倒入溝內，水溝應定期清理，倉庫、貯藏室應定期清理。

⑵防禦設施—加強房屋結構，以阻擋老鼠的侵入。

如：門戶上下縫隙不要超過 1 公分，必要時可加設木條或金鑭板阻擋，.封堵牆壁間各種管道出入口的缺口及圍牆的破洞，排水管、出水孔應加裝網柵。

⑶捕殺法：用各種捕鼠籠、捕鼠夾或黏鼠板捕殺。因老鼠有沿牆角行走的習慣，所以捕鼠器應靠牆角設置，捕獲機會較大。

⑷音波：以人類聽不到刺耳的聲音驅除鼠隻，可用於食品倉庫或穀倉內，但鼠隻很快就會習慣而失效。

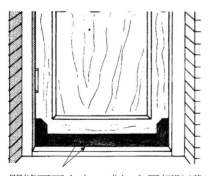

門縫不可太大，或加金屬板防護

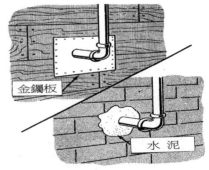

錄自美國傳染病防治中心（CDC）

圖 11-1 門口的防鼠措施 以及封堵管道缺口

(5)燻蒸劑：可同時殺死鼠隻及其身上的寄生蟲。但對人畜的毒性極高，應由有經驗之病媒防治技術人員負責實施。

(6)化學不育性藥劑：對雌性或雄性老鼠造成暫時或永久的不育，目前尚未達實用的階段。

(7)藥劑毒殺法：以殺鼠劑毒餌毒殺老鼠，是目前最常用的鼠害防除方法。殺鼠劑的種類很多，一般可分為兩大類：

a. 緩效性：如抗凝血劑（anticoagulants），為目前應用最廣的殺鼠劑，老鼠取食這類餌劑後，導致內臟出血而死亡。老鼠只需取食一次口服劑量，即中毒死亡。目前大多數的殺鼠餌劑均屬此類。

b. 劇毒性：老鼠只需一次取食少量的毒餌，短時間內（約 24 小時）即中毒死亡。如磷化鋅（zinc phosphide）、紅海蔥（red squill）等，但毒性太強，老鼠容易產生拒食。

二、蒼　蠅

蒼蠅多以腐敗有機物為食，因此常見於衛生較差的環境，具有舐吮式口器，會污染食物，傳播疾病。

居家常見的蠅有大頭金蠅（*Chrysomyia megacephala*）、普通家蠅（*Musca domestica*）、二條家蠅（*Musca sorbens*）、腹廁蠅（*Fannia scalaris*）廄腐蠅（*Muscina stabulan*s）、絲光綠蠅（*Lucilia sericata*）、赤銅綠蠅（*Phaenicia cuprina*）：廄刺蠅（*Stomoxys calcitrans*）、紅尾肉蠅（*Sarcophaga crassipalpis*）。蠅類嗜甜食、腐敗的有機物及糞便等，由於蠅體多毛容易沾染細菌病毒，再加上在取食時，會吐出消化液，也會排泄糞便，和寄生蟲都會傳播疾病，如：痢疾、傷寒、食物中毒、霍亂……等等。

雌蠅產卵在潮溼腐爛的東西上，一天左右，卵就孵化成幼蟲，也就是亂鑽亂動的蛆，蛆脫皮三次就便成褐色的蛹，經 3 至 6 日後即羽化為成蟲，自此展開牠四處為害的惡劣行徑。蒼蠅有驚人的繁殖力，在適宜的環境下，蠅一年可繁殖

30 個世代，以熱帶地區的4月至8月為例，一對親代蠅所繁衍的族群，數量之多可將地球表面重複鋪滿三層呢！

蠅的防治：蠅的活動力大，繁殖力強，防治牠們必須三管齊下，方可收效。

（一）環境管理：治本之道→改善環境衛生

⑴有機廢棄物及動物屍體等，在丟棄時應密封，垃圾桶應加蓋。

⑵保持水溝暢通，避免淤塞。

⑶垃圾應儘速轉運到掩埋場或焚化處理。

⑷人畜之排泄物必須妥善處理，定期清運或密封。

（二）物理防治

⑴裝設紗門、紗窗或在入口處加裝空氣門，以阻其入內。

⑵利用捕蠅器材如捕蠅燈、黏蠅紙等捕殺之。

⑶餐廳廚房裝設：暗走道防止蒼蠅飛入。利用電擊誘殺燈及黏蠅紙在室內誘殺蒼蠅，將家禽家畜糞便利用日曬、烘乾去除水分避免蒼蠅孳生。

（三）化學防治

化學防除法即用殺蟲劑撲殺害蟲，使用前必需有專家指導、瞭解周圍環境與蒼蠅對擬用藥劑的感受性，以免誤用、亂用，致其他不良作用、對環境危害。

1. 幼蟲防除：一般使用劑型以乳劑、水懸劑及液劑為宜。昆蟲生長調節劑亦可用於幼蟲防治，對雞糞中孳生的蛆產生抑制，防治效果甚佳。

2. 成蟲棲息處所殘效噴灑：將藥劑噴灑於蠅群棲息之處所使其接觸藥劑而中毒死亡。處理時機以蠅群未達到高峰以前為佳。

3. 蠅群直接噴灑：以殺蟲劑直接噴灑蠅群聚集之處。

4. 浸藥繩帶防治法：利用蠅類喜歡停於菱線、細木條、電線的習性。

5. 毒餌防治法：將殺蟲劑調配於蠅類成蟲喜歡之誘餌毒殺成蟲。常用配方有乾製毒餌及液態餌劑。

6. 室內空間噴灑：對侵入室內飛行之蒼蠅等。其作用為立即性及暫時性之驅殺蠅蟲，一般藥劑以除蟲菊精為主。

　　蒼蠅防除重點則在垃圾及廢棄物的完善處理，使蒼蠅的發生與危害將不再造成困擾。

三、蟑　螂

　　蟑螂又稱蜚蠊，危害台灣居家最常見的蟑螂約有德國蜚蠊、美洲蜚蠊、澳洲蜚蠊、家屋蜚蠊等四種；而這些蟑螂也是對於環境衛生影響較大的。夜晚經常出沒於廚房、垃圾堆或戶外溝渠中活動。

　　⑴美洲蟑螂（*Periplaneta Americana*）

　　本種為本省家住性蟑螂中體型最大的，為世界共通種，也是影響環境衛生的重大害蟲之一。體色概為赤褐色乃至暗褐色，前胸背板近為偏平，其周緣部具黃白色輪紋；美洲蟑螂喜好溫暖潮濕之環境，是本省一般家屋內，最多、最活躍之蟑螂。

　　⑵德國蟑螂（*Blattella germanica*）

　　又叫德國蜚蠊，在本省普遍分佈，但在一般家屋較少，平時多半活躍在醫院、地下商場、飲食店、公共車船及辦公大樓等。德國蟑螂又名俄國蟑螂或葉翅蟑螂，成蟲之體呈淡黃色、褐色；最主要的特徵是前胸背板上有兩條黑色縱紋。由於能分泌群體費洛蒙，所以可常發現整群聚集；在室內，牠們大多處於浴室、廁所、廚房、水溝附近活動

　　⑶澳洲蟑螂（*Periplaneta australasiae*）

　　澳洲蟑螂酷似美洲蟑螂，除了體型較小外，澳洲蟑螂的前翅前緣尚具有金黃色縱帶，與美洲蟑螂的翅完全是暗褐色來比較，還是相當容易辨別的，此種蟑螂耐寒性較弱，澳洲蟑螂比較少出現於廚房之中，通常出沒於花園、枯枝敗葉及樹皮之下。雖屬於雜食性，但牠們卻較喜嗜食腐植質食物。

⑷家屋蟑螂（*Neostylopyga rhombifolia*）

這是一種屋舍中較常見的蟑螂，但在台灣地區，偶爾出現於家中，而較常出現的地方則在儲藏室或豬舍中活動。家屋蟑螂外型最大的特色是成蟲前翅已退化成翅芽狀，而後翅缺口，宛如若蟲一般，不管是幼蟲或成蟲，於穢物處活動居多。

⑸灰色蟑螂（*Nauphoeta cinerea*）

體中型，長 2.5～2.9 公分，全身灰棕色，有深色斑點密佈，前胸背板以及翅鞘均有不規則之斑點。每一卵鞘內有 26～40 個卵。源自東非，以植物為食，但常闖入庭院而在住屋之四週被發現，以麵粉工廠、食物貯藏所及室外屋多。

⑹潛伏蟑螂（*Pycnoscelus surinamensis*）

體中型，長 1.8～2.4 公分，前胸背板暗褐色，翅為淡黃灰色，腹面淡黃色，及至黃褐色，與前胸形成一明顯之對比，故亦稱雙色蟑螂。每一雌蟲平均產三胎，每一卵鞘平均約 26 個卵。一般以植物為食，較常於室外之花盆下、垃圾堆，偶而侵入室內。

（四）蟑螂的危害

蟑螂已被證明攜帶約 40～50 種對脊椎動物致病的細菌，當牠們爬過的食物上，往往會把所攜帶的病原留下而傳播各種疾病，如痢疾桿菌、大腸桿菌、鼠疫桿菌等，可引起食物中毒，傳播肝炎、脊髓灰質炎、肺炎、結核等致病細菌。它又是多種寄生蟲的中間宿主，可攜帶蛔蟲、十二指腸鉤口線蟲、牛肉條蟲、蟯蟲、鞭蟲等多種蠕蟲卵，也攜帶有多種原蟲，其中有四種對人或對物有致病性，如痢疾阿米巴原蟲等。它又是多種寄生蟲的中間宿主，可攜帶蛔蟲、十二指腸鉤口線蟲、牛肉條蟲、蟯蟲、鞭蟲等多種蠕蟲卵，也攜帶有多種原蟲，其中有四種對人或動物有致病性，如痢疾阿米巴原蟲等。此等病症嚴重時將危害到人的生命。

由於蟑螂取食時會產生有臭味的分泌物，破壞食物味道，體質弱或敏感的人如果接觸蟑螂污染過的食品或蟑螂糞便和分泌物及污濁的空氣，會產生各種過敏

反應。

（五）防治方法

1. 改善環境衛生

(1)家中所食用的任何食物（包括零食、調味料等）碎屑如掉落於地面或桌面，應立即清除，擦拭乾淨。唯有斷絕蟑螂所有的食物，才能杜絕蟑螂孳生。

(2)已開封的食品用完後，應立即沖洗丟棄或密封完善完全收起，勿四處堆放。

(3)家庭主婦總是喜愛在廚房流理枱上、下櫥櫃，使用紙製品類墊底（包括各類紙箱、紙盒、紙張）；但因為蟑螂喜愛躲藏於紙類製品夾縫，這樣會使環境更加惡劣複雜。所以應該避免堆積紙類物品、最好能讓紙製品消失於廚房或倉庫中。

(4)營業場所中的廚房也相同，大多的廚師為避免廚房地面打滑，總是堆積很多的紙板、紙箱以供地面舖設使用，這都是躲藏最多的蟑螂的地方。所以建議營業場所最好別使用紙板、紙箱做為防滑墊。

(5)堵住門窗、牆壁上的縫隙以及戶外或鄰近房間進入室內的各種管道的孔洞，防止蟑螂進入家中。防止蟑螂夾在食品或其他物品中被攜帶回家，要注意包裝袋外是不是有蟑螂卵。消除或儘量減少蟑螂的孳生場所。

2. 撲　殺

(1)將滅蟑粉劑噴灑在牆角、縫隙、暖氣罩、床墊下等隱蔽處。

(2)可使用黏蟑盒、黏蟑紙黏住蟑螂。

(3)將毒餌放在蟑螂休息和活動的場所，如碗櫃、食品櫃、衣櫃等一些不適宜噴灑殺蟲劑的地方。投藥要做到量少、點多、面廣，同時要收藏好食品，以提高毒餌的誘殺效果。

(4)採用特定的燻蒸器械及藥品對蟑螂進行燻蒸。

(5)在蟑螂藏身的縫隙內噴灑殺蟲劑。

四、蚊　子

蚊子屬雙翅目、蚊科。學名 *Culicidae*，是一種具有刺吸式口器的纖小飛蟲。通常雌性以血液作為食物，而病原體經由此途徑，亦傳播散佈於生態之間，而雄性則吸食植物的汁液。吸血的雌蚊是除南極洲外各大陸皆有蚊子的分佈。踪跡分布世界各地，由於蚊類之孳生環境於陰暗潮溼之死水為多，故容易受病原體之寄生或附著。生命周期：徹底改變形態，分為卵、幼蟲、蛹及成蟲四期。

（一）常見的蚊子種類有

1. 熱帶家蚊：為血絲蟲病之病媒，是住家常見之蚊蟲，可孳生在各種水域中。
2. 三斑家蚊：為日本腦炎主要病媒，均孳生於水田、小溪溝等處。
3. 白線斑蚊、埃及斑蚊：成蟲為登革熱之病媒，埃及斑蚊主要孳生於人工容器之積水內，如水缸、廢輪胎、蓄水槽等。
4. 斑腳沼蚊：為馬來絲蟲和斑氏絲蟲之病媒，幼蟲和蛹必須附著於水生植物的莖或根上，才能完成整個生活史。
5. 白腹叢蚊：幼蟲主要孳生於化糞池、尿桶、豬舍之廢水等含有機質之水中。
6. 小黑蚊：台灣鋏蠓，屬於雙翅目，該蟲之成蟲於日間活動，雌蟲嗜吸人血。由於個體微小，體長約 1.4 mm，所以叮咬為害，不易被察覺。

蚊子容易傳播與感染病媒如：瘧疾－瘧蚊、絲蟲病－熱帶家蚊、 日本腦炎－三斑家蚊、登革熱－埃及斑蚊、白線斑蚊。

幼蟲孳生源之清除及環境整頓為害蟲防治最根本之手段，如登革熱之病媒蚊，主要孳生於人工容器，故其防治主要為加強清除登革熱病媒蚊主要孳生場所、棄置之積水容器等，降低病媒蚊密度指數如：翻盆倒罐，處理廢容器及廢輪胎，可收積極之防治效果。

（二）物理防治法

1. 加設紗窗、紗門，應儘量關閉部分門窗，降低室內光線，蚊類自然會離去。
2. 餐廳、廚房或食品加工廠，可裝置空氣簾幕或空氣走道，以防止蚊類跟隨人員進入室內。
3. 黏蟲紙、捕蟲燈，運用得宜亦可有效防治蚊類。

（三）幼蟲生物防治法

　　主要利用捕食性或寄生性的天敵來進行，較有可行性的生物防治法如利用大肚魚或孔雀魚來防治水中孑孑。

　　防治蚊蟲的根本方法是消除源頭，即根除蚊蟲孳生地。孳生地有：

1. 永久或半永久的積水區：如沼澤、池塘、湖泊、儲水池與滲出水處等等。
2. 流動水區：如泉水、溪水、河水、溝渠水等。
3. 暫時的孳生地：如雨後的小池、稻田、窪穴等。
4. 積水容器內：如樹洞、空罐、花瓶、水缸、廢輪胎等處。

（四）化學藥劑防治

　　以化學藥劑的噴灑或投置來控制蚊子的孳生，主要是以含有除蟲菊精類和陶斯忪類的藥劑針對周圍環境與孳生地做噴灑與投餌的動作，以抑制生長。

（五）個人保護

1. 用防蚊網防止蚊子飛進。
2. 在皮膚或衣服上塗上昆蟲驅避劑，以避免受蚊子叮咬。
3. 用蚊香或即殺噴霧劑，直接殺死蚊子。
4. 在大規模防治蚊蟲或預防疾病行動中，使用噴霧器噴灑即殺劑。

第十二章

食品中毒之處理及防範

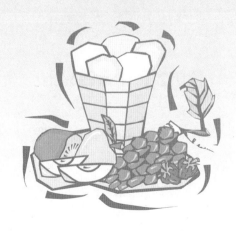

　　食物中毒指因攝取污染細菌、毒素、或化學物質所引起的疾病。症狀以消化系統以及神經系統障礙為主，尤其以急性胃腸炎症狀，如嘔吐、腹瀉、腹痛等最常見。

　　食品中毒可分類如下：

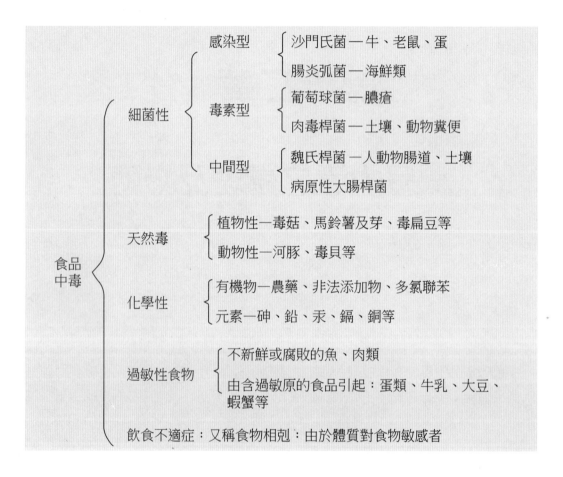

　　以上均在有關章節討論。

一、預防食品中毒四原則

1. 清潔：食品要徹底清洗，調理及貯存場所、器具、容器，均應保持清潔。
2. 迅速：迅速處理生鮮食物及調理食物，調理後之食品應迅速食用，剩餘食物亦應迅速處理，調理後之食品以不超過二小時食用為原則。

3. 加熱或冷藏：注意加熱與冷藏，一般引起食品中毒之病原菌，其最適生長繁殖溫度在 4℃～65℃ 度之間，而台灣一年四季從早到晚的溫度都在此範圍內，所以食品應保持在細菌不適生存的溫度範圍，如未能食用應儘速放入冰箱冷藏或冷凍，食用前應予充分加熱煮沸，以避免食品中毒。

4. 避免疏忽：餐飲調理工作，應按部就班謹慎操作，遵守衛生原則，注意安全維護，不可慌忙亂行之，以免將有毒物質誤以為調味料而造成不可挽回之痛苦。

二、發生中毒如何處理

萬一發生食品中毒，宜採取下列措施，以便有效處理。

1. 迅速送醫急救

2. 保留剩餘食品及患者之嘔吐或排泄物，並儘速通知衛生單位。

3. 醫療院（所）發現食品中毒病患，應在 24 小時內通知衛生單位。

4. 報案時須告知(1)人：食用人數、發病人數。(2)時：食用時間、發病時間。(3)地：食用地點、發病地點、就醫地點。(4)報案人電話、住址

預防食品中毒之工作須要消費者、業者與政府衛生機關相互配合，並加強國民衛生教育，大家一起努力，才能真正有效防制食品中毒案件的再發生。

三、食品中毒案件處理流程圖

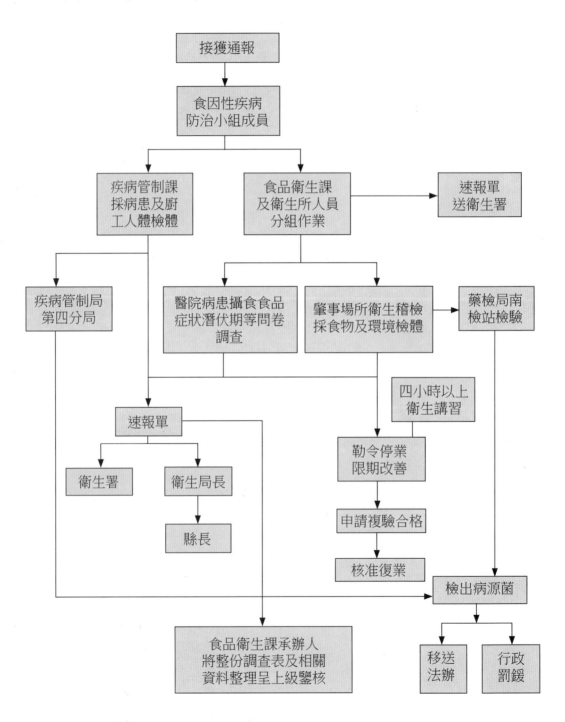

第十三章

食品加工、調理、包裝的安全性

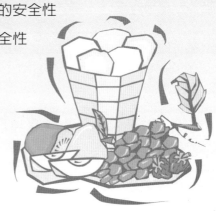

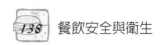

第一節　加工、調理中產生的毒性

一、油脂氧化

（一）油脂變質

　　油脂或含油脂食品，在長期保藏期間，其色香味、黏度等會產生變化，變成不堪食用且對人體有害。這種變化主要由油脂空氣中氧氣所引起氧化。這種油脂的變化現象與微生物所引起的腐敗不同，稱為變質或酸敗（rancidity）以加以區別。

　　油脂產生氧化的過程甚為複雜，其基本變化可分為：

1. 生成自由基（free redical : R・）

　　油脂的不飽和脂肪酸（RH）受光、熱、金屬離子等作用，產生自由基（引起反應）。

2. R・與氧結合，產生氧化基（peroxy radical : ROO・）。

3. ROO・從未變化的RH奪取氫，產生R・，同時其本身則變成氫過氧化物（hydroperoxide ; ROOH）。

　　在 3.所生成的R・再進入 2.反應，以後反覆連鎖產生 2 $\longleftrightarrow$ 3 的反應（連鎖反應），這連鎖進行

$$RH + O_2 \longleftrightarrow RCOOH$$

　　如此一旦開始的氧化，繼續自動進行氧化，而這氧化反應稱為自氧化（autoxidation）。

4. ROOH 的一部分會分解，成為自由基的化學種，進入原先的連續反應。在這

當中，生成醛、酮、環氧化物等的二次生成物。

5. R・、RO・、ROO・等自由基會進行相互反應，變為聚合物（停止反應），使油脂變成黏稠。

（二）過氧化脂質的毒性

脂質因氧化產生各種化合物，期中以二次氧化生成物比脂質過氧化物，其毒性更高。現在明瞭脂質過氧化物與老化有密切的關係。

經過氧化進入體內後，被吸收經血液輸送至各組織分解產生 O_2、OH 等具有強氧化力的物質，作用於組織裡的不飽和脂肪酸，生成氧化脂質，在組織老化或暴露太多紫外線後，因生成游離基（free radical）生體膜會產生異常，引起動脈硬化以及老化現象。

（三）防止脂質變質

油脂變質主要由氧化所引起，因此防止其氧化即為根本的方法，具體的方法是：

1. 保存油脂於不易通過氧（空氣）的容器，如以真空或充氮包裝為佳。
2. 低溫保存。
3. 避免光線的影響，保存於著色或不透光容器。
4. 去除金屬離子污染。
5. 添加抗氧化劑（antioxidants）。
6. 開罐後儘快用完。

二、反式油脂

（一）什麼是反式油脂

營養分中，以脂質給我們最高的熱量，在營養素中擔任很重要的角色，脂質

又被稱為油脂，通常在常溫呈液狀者稱為油，如黃豆油、花生油、芝麻油等，然而在常溫中呈固者形，則稱為脂，如乳酪、豬油、牛脂、棕櫚油等。

　　脂肪由其化學性質可分為三種類型：

1. 飽和性脂肪：例如牛肉、豬肉、棕櫚油、牛奶的脂肪。

2. 單不飽和性脂肪（Omega-9）：例如橄欖油、椰子油等。

3. 多不飽和性油脂，包括不同來源的 Omega-6 系列的亞麻油酸（Linoleic acid）、花生四烯酸（Arachidonic acid）。Omega-3 系列即有次亞麻油酸（Linolenic acid）、EPA及DHA等。

　　到了 1950 年以後，我們已瞭解飽和脂肪對人體有害，食用過量飽和脂肪，會升高膽固醇，引發心臟病，所以人們便開始食用危害少的不飽和脂肪酸，但是不飽和脂肪酸在室溫卻不穩定，容易酸敗。為了改變這種狀況逐將其氫化使其穩定，並可改變油脂性質，如發煙點上升、增加其可塑性。在 1980 年開始，這氫化的不飽和脂肪酸常被用來代替飽和脂肪酸。

（二）反式油脂的議題發展

　　脂質是一種甘油脂肪酸酯，則由一個甘油與三個脂肪酸所成的酯類，因甘油有三個 -OH 基可與脂肪酸的 -COOH 結合成為酯類，然而由於三個 -OH 基，1～3 個中，多少以及其位置與脂肪酸接合，又由脂肪酸的種類，飽合與否而所成的酯類不同，自然而然其物理、化學特性也都不同。

　　如前述，脂肪酸的連鎖愈長，以及其飽和度愈大，愈呈固態。天然的不飽和脂肪酸大都以順式（cis form）型存在，但在氫化反應時，將形成反式脂肪酸（trans form）。

　　目前大家所關心的是這反式脂肪酸的問題。為什麼油脂要氫化呢？

1. 改善油脂的穩定性。

2. 氫化油不易產生聚合物，即不會品質劣化。

3. 在室溫下呈固體狀。

（三）面臨的困境，解決之道

因為消費者意識到吃的健康的必要，再加上政府單位也要使消費者滿意，所以決定自 2008 年 1 月 1 日起，市售包裝食品的營養標示，必須全面標示「反式油脂」含量，因此如果含量愈高，將不利於市場競爭。

有些廠商幾年前就意識到這問題，而投入研究開發低反式油脂的技術與產品。然而如何生產低成本且不傷害健康的氫化油。尚不易解決。

Trans form（反式）比 Cis form（順式）M. P. 高.　例如

Oleic acid (Cis) 13.4 ℃

Elaidic acid (Trans) 43.7 ℃

$$
\begin{array}{ccc}
& H & H \\
& | & | \\
& C^{10} = C^9 & \\
C^{18}H_3 \cdot (CH_2)_7 & & (CH_2)_7 - C^1OOH
\end{array}
$$

Cis-form（Oleic acid 油酸）

（順式）

$$
\begin{array}{ccc}
& H & (CH_2)_7 - C^1OOH \\
& | & | \\
& C^{10} = C^9 & \\
C^{18}H_3 \cdot (CH_2)_7 & & H
\end{array}
$$

Trans-form（Elaidic acid 反油酸）

（反式）

三、蛋白質加熱變化

最近一直在媒體上被報導的是肉類等，在烘烤時會產生致癌物質。據研究，在通常調理的加熱條件也會生成致突變性物質，而在實驗室調製的胺基酸熱分

解產物也檢出致突變性物質。以色胺酸（tryptophan）熱分解時會生成 TRP-P-1
及 TRP-P-2，麩胺酸（glutamic acid）會生成 Glu-P-1 及 Glu-P-2 的突變性物質，
使用這些物質做動物的致癌性試驗結果，均證明為強致癌性物質。例如 Glu-P-1
會引起老鼠的肝臟、大腸、腦等的腫瘤。

四、澱粉類加熱產生的毒性

如大家所知，人類很少生吃澱粉類食物，這是因為生澱粉不被消化所致，
在調理後生澱粉會糊化，日本人稱其 α 化，而這糊化後的澱粉食品，在水分、溫
度、pH 值等條件改變時，其糊化的澱粉會老化，變回生澱粉的結構狀態稱為 β
化。這種老化的澱粉食品經加熱後，大都可以再糊化為 α 化澱粉。

1. 最近成為大家注意的是含糖量高且容易高溫烘焙而產生梅納反應的麵包與餅
   乾。因熱處理高低與時間長短而生成單氯丙二醇（3-Monochloropropane-1,2-
   diol：3-MCPD）。據研究，當加熱溫度升高 10℃ 左右，食品中的 3-MCPD 則

以原來的2～3倍的大幅增加，但其發生原因與反應機制現在還不十分清楚。

至於對人體的毒性，有正反兩種說法，則無法證明對人體的危害與威脅。台灣、美國、歐盟、紐西蘭、澳洲等已針對食品中的單氯丙二醇訂定相關限量的管理標準。

值得注意的是幾千年流傳下來的東方調味品－醬油與蠔油等產品也被發現含有過量的 3-MCPD。

2. 梅納反應一直被用來控制食品組織與香氣的重要反應，但近年來，已經有很多證據顯示，梅納反應是造成許多疾病的病因，特別是糖尿病與阿茲罕默症等神經退化性疾病。

梅納反應由還原糖的羰基與蛋白質、酵素、核酸等的胺基所產生，並由活性氧的糖氧化（glycoxidation）修飾作用，形成糖化終產物（advanced glycation endproducts, AGEs），可能使蛋白質失活，無法發揮功能。

這是糖尿病疫人體內形成 AGEs 的最主要原因，而抽菸與攝取含高量 AGEs 的飲食也是重要的原因。在動物試驗中 AGEs 也會促進其局部血栓與血管收縮的現象。因此，能夠抑制 AGEs 的形成，或促進其消失的醫藥或保健食品，一直是吸引相關科學家與學者的焦點。

第二節　食品添加物的安全性

一、食品添加物的定義與範圍

所謂「談虎色變」，很多人以為食品添加物都有毒，只要表示含有食品添加物，就一概拒買、拒吃。這是一大誤會，食品添加物的定義為「食品之製造、加工、調配、包裝、運送、貯藏等過程中，用以著色、調味、防腐、乳化、增加香味、安定品質、促進發酵、增加稠度、增加營養、防止氧化或其他用途而添加

或接觸食品的物質」。由此可知，食品添加物是為了某種目的在食品的製備過程所添加的，與其他食品中可能污染或殘留的有害物質如農藥、洗潔劑、重金屬、微生物毒素，家畜飼料而來的有害物質、放射線物質；其來源與性質完全不同。

如無食品添加物，或剔除食品添加物，我們飲食生活乃至日常生活完全改變。我們現在已遠離食物產地而生活，不再能享受外地甚至國外的農水產品，就要靠自供自給，自種水稻、自播蔬菜、水果，甚至不能慶祝生日切蛋糕（因為蛋糕含有好幾種食品添加物），也不能肚子餓時泡一包速食麵來充飢。

二、食品添加物的毒性與安全性

據行政院衛生署「食品添加物使用範圍及用量標準」食品添加物並不能毫無限制地使用。依其規定，食品添加物有兩種限制。第一是「使用食品範圍」，以防腐劑為例，防腐劑：己二烯酸的「使用食品範圍」為「魚肉煉製品、肉製品、海膽、花生醬、煮熟豆、味噌、醬菜類、魚貝類乾製品、海藻類、豆腐乳、果醬、乳酪、奶油、人造奶油」。這表示己二烯酸（含包括己二烯酸鉀、己二烯酸鈉）只能添加於上述產品，當作防腐劑，其他製品及天然品（如新鮮肉類、魚貝類、蔬果類等）都不能使用防腐劑。

另一限制就是「用量標準」，雖然己二烯酸為合法的防腐劑，但不標示用量可以不受限制。在己二烯酸則表示「以 Sorbic acid 計：魚肉煉製品、肉製品、海膽、花生醬為 2g/kg 以下。煮熟豆、味噌、醬菜類、魚貝類乾製品、海藻醬類豆腐乳則為 1g/kg 以下。果醬類、乳酪、奶油、人造奶油則為 0.5g/kg 以下。」

這表示，對魚肉煉製品等要添加己二烯酸時，只能對1 公斤製品添加 2g 以下，如果要混合己二烯酸，以及其鉀鹽或鈉鹽，則各以己二烯酸計，其總重量不得超過 2g。

在食品添加物中，對防腐劑、殺菌劑、抗氧化劑、漂白劑及麵粉改良劑、保色劑有上述的使用食品範圍與用量標準，但其他添加劑如膨脹劑：品質改良用、釀造用及食品用製造用劑；著色劑；調味劑等則一部分不加予限制。這是因為毒

性不強，且認為製造業者在成本考量下，也不致於無限制地添加，所以不加以限制。

三、食品添加物的安全性試驗法

食品添加物不同於藥品，因其添加於食品，無論男女老幼都會食用一輩子，所以要考慮其安全性。則從一般性毒性試驗，對人體功能、遺傳學、還有對代謝排泄作用等都要進行一系列的試驗，以確認其安全性，才能擬定為食品添加物。

最大無作用量及人體每日容許攝取量

在確認安全性的有關毒性試驗，以對生物體無任何影響的界限量作為最大無作用量（maximum no-effect level；簡稱為MNL）。經由JECFA（Joint FAO/WHO Expert Committee on food addition）的評估，判斷可做為食品添加物時，即訂定人體每日容許攝取量（acceptable daily intake for man；簡寫為ADI）簡稱為每日容許攝取量（acceptable daily intake）。ADI 的定義為人體每日連續攝取某一種食品添加物時，不會發生危害的一日攝取量，以人體體重每 1 kg 為單位之食品添加物一日容許攝取 mg 量（以 mg/kg 表示）來表示。ADI 是以慢性毒性試驗結果所得到的實驗動物的最大安全量（最大無作用量）乘以安全率（即為安全係數，一般為 100～500）的倒數。

四、食品添加物的安全評估

食品添加物都要進行一系列的試驗，確認其安全性，始可指定為食品添加物。

1. 毒性試驗

毒性試驗（toxicity test）可分為一般毒性試驗及特殊毒性試驗。前者包括急性毒性試驗、亞急性毒性試驗及慢性毒性試驗。特殊毒性試驗包括致癌性試驗、繁殖性試驗、畸胎性試驗、致突變性試驗等。

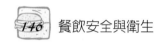

(1)急性毒性試驗（acute toxicity test）

這試驗是將試驗用食品添加物（簡稱檢樣）只一次給予實驗動物，觀察急性中毒症狀。檢樣的給予以經口為主，有時也由腹腔、靜脈、皮下注射。觀察期間為一星期以上。毒性的強度以實驗動物的半數（50%）死亡劑量表示，稱為半數致死劑量（LD50：50% of lethal dose）。通常換算為實驗動物體重 1 kg，例如以大白鼠經口 LD50 10.5 g/kg 表示。此數值愈小，毒性愈大。一般以 LD50 在 30～300 mg/kg 者稱為毒物。30 mg/kg 以下者稱為劇毒物。

大部分食品添加物的 LD50 是在 30 mg/kg 以上，屬於普通物質，其次為次氯酸鈉（NaOCl）12 mg/kg 屬於毒物。

急性毒性是一次攝取多量時發生的毒性，食品添加物通常不會發生急性毒性，因此以此試驗無法判斷其毒性，只能了解其毒性強度，供作亞急性及慢性毒性試驗時決定檢樣給予量的參考。

(2)亞急性毒性試驗（subacute toxicity test）

食品添加物是經由食品每天少量攝取，因此連續給予少量的毒性試驗甚為重要，而可分為短期及長期試驗，前者為亞急性毒性，後者為慢性毒性試驗。前者試驗期間為實驗動物的壽命之十分之一，大白鼠與小白鼠為二至三個月，連續給予檢樣。

亞急性毒性試驗的目的，為調查短期連續給予食品添加物所引起的毒性，同時作為慢性毒性試驗的檢樣給予量的決定參考。

(3)慢性毒性試驗（chronic toxicity test）

檢查實驗動物一生的長期連續攝取食品添加物所引起的毒性試驗。實驗動物至少使用二種以上。食品添加物混合飼料及飲水中，經口給予，給予量分為最大無作用量，最小中毒量及確實中毒三種。檢查內容包括一般症狀、體重、飼料攝取量、血液及尿液的生化學檢查，解剖檢查、臟器重量、病理組織學檢查。

(4)致癌性試驗（carcinogenicity test）

檢查長期攝取食品添加物是否會引起癌症的試驗。實驗動物醫生給予食品添加物，觀察實驗動物會不會發生癌症，以及發生在那一臟器，對遺傳基因的影

響。致癌性試驗需要作二年以上，由於性別不同，致癌性也有差異，所以雌雄都要做，一群動物至少需要五十隻以上，進行肉眼檢查及病理組織學檢查。

(5)繁殖性試驗（reproductive test）

檢查食品添加物對繁殖的影響，雌性與雄性都是長期給予食品添加物，然後觀察生殖腺功能、受胎、分娩狀況、子代的生育狀況等，通常進行三代試驗。

(6)畸胎性試驗（teratogenicity test）

使用懷孕動物經口給予食品添加物，觀察對胎仔的影響，主要觀察外型及骨骼異常等，實驗動物使用二十隻以上。

(7)致突變性試驗（mutagenisty test）

檢查對生物引起突變的可能性，致癌性物質約有 80 % 在突變性實驗呈陽性，所以誘突變性試驗可用以評估食品添加物的安全性。試驗方法很多，一般採用經費少、試驗期間短的方法，作為篩選呈陽性者，再作為致癌性試驗。

2. 以微生物作試驗，再分為復舊突變試驗及DNA修復試驗的二種。

(1)復舊突變試驗，一般稱為 Ames test（化學性致變性檢測試驗）。

(2)DNA 修復試驗。

3. 以哺乳動物的培養細胞作染色異常試驗。

這是第二次篩選的一種，以人或哺乳的培養細胞檢查染色體的數目或形態異常等之染色體異常。

4. 以哺乳動物作為活體內試驗

當檢液在第二次篩選才呈陽性，或者第一、二次篩選呈陰性者，重要性高的物質即再進行本試驗，試驗法時要檢查骨髓細胞的染色體異常試驗。

五、食品添加物的分類

表 13-1　食品添加物的分類

使用目的	食品添加物
改善保藏性 強化營養	防腐劑、殺菌劑、抗氧化劑、（被膜劑）、 （強化劑）
改善嗜好性	調味料、著色劑、（發色劑）、（甜味劑） 黏稠劑、乳化劑、（漂白劑） 乳化劑、溶劑、食品製造用劑（消泡劑）品質改良劑、釀造用劑、 膨脹劑
製造加工過程	改善品質、改善作業效率、降低成本

六、主要食品添加物各論

　　食品添加物的種類頗多，其性質各不相同，用途亦異。在添加時，應注意不影響原來色香味為要，更要留意其添加量，以及對人體是否安全無害，下面為各論。

（一）防腐劑（preservatives）

　　食品都含含有各種營養分，在加工、貯藏、輸送、販賣時容易引起腐敗、變質等問題，因此需要添加天然或人工合成化學物質，其目的只是抑制或減緩微生物的生長，但不具殺菌的功能；其次是延長保存期限，但不是無限期延長。常用者如下：

有機酸型（organic acid）

　　衛生署訂定的食品添加物管理，防腐劑種類最多，其抑菌效果會受到 pH 值的影響，然而其溶解度，大都以有機酸鹽的型態販賣，使用時宜調整為酸性，其效果會更大，這可能是以酸的形態容易通過微生物的細胞膜的關係。這類的防腐

劑的特性如下：

1. 己二烯酸（sorbic acid）

為白色結晶粉末，稍微具有刺激性臭味或無臭味，溶於酒精或丙二醇中，對水的溶解度為 0.16 g/100 mL，其對老鼠的毒性為 LD_{50} 10.5 g/kg，抑制黴菌的效力較細菌高，抑制能力隨食品的 pH 值下降而升高，所以先溶於酒精再添加於食品也是辦法之一，食品中的鹽與糖可增加其抑菌效果，卻使其對水溶解性下降。本劑可使用於肉製品、人造奶油、乾酪、醃製蔬菜、豆皮、豆乾等食品。

2. 苯甲酸（benzoic acid）

俗稱安息香酸，為白色結晶，無臭味，可溶於酒精、氯仿或氨水中，難溶於水，對狗的毒性為 LD_{50} 2.0g/kg。對細菌與酵母菌抑制性比黴菌大，可用於蜜餞、醬油、醬菜、碳酸飲料等食品。

3. 丙酸（propionic acid）

常以鈉或鈣鹽使用，都為白色結晶，無臭味、對水之溶解度，鈉鹽為 150 g/100 mL，鈣鹽為 55.8 g/100 mL，對酒精的溶解度為 4 g/100 mL，鈉鹽為 150g/100 mL。其鈣鹽的毒性對小白鼠為 LD_{50} 3.34 g/kg，其鈉鹽卻 LD_{50} 5.1 g/kg。其鹽類對黴菌之抑菌力大於苯甲酸，但對於細菌及酵母菌卻較弱，其最適抑菌 pH 值為 5.0 以下。丙酸在歐美多用於麵包及糕餅類，但用量限制為 2.5 g/kg 以下。

4. 去水醋酸（dehydroacetic acid）

為白色結晶粉末，無臭味，難溶於水，微溶於酒精。對小白鼠的毒性為 LD_{50} 1.0 g/kg，對白鼠卻為 LD_{50} 1.27 g/kg。在酸性及中性狀態下都有抑菌能力。被用於乾酪、奶油、乳酪及人造奶油，但用量卻被限制在 0.5 g/kg 以下。

有機酯類（organic esters）

對羥基苯甲酸酯類（alkyl p-hydroxybenzoate）常用的有乙基、丙基、丁基、異丙基與異丁基的五種，可有效抑制細菌發育，且不受 pH 影響，其抑菌能力隨烷基（alkyl group）之增長而提高，但溶解度卻降低，其中以對羥基苯甲酸丁酯

之抑菌效果最強，使用量也最多。其毒性對老鼠是乙酯為 5.0 g/kg，丙酯為 8.0 g/kg，丁酯為 17.13 g/kg，異丙酯為 7.18 g/kg，異丁酯為 8.39 g/kg，其毒性較苯甲酸低很多。對豆皮、豆乾及醬油的用量限制為 0.25 g/kg 以下，醋及非碳酸飲料之限制為 0.10 g/kg 以下。鮮果及果菜之外皮限制為 0.012 g/kg 以下。

其他防腐劑

1. 聯苯（biphenyl）

為白色片狀，具有芳香，不溶於水，可溶於酒精及乙醚。對白鼠的毒性為 LD_{50} 3.5 g/kg，成人的每日容許攝取量（ADI）為 0.125 mg/kg。聯苯使用於葡萄、柚子、檸檬及柑橘類外包之紙張，其用量為 0.07 g/kg 以下。

2. 酒精

不列為防腐劑，但具有殺菌、防腐作用。例如醬油等，有廠商添加，然後在標籤上表示不添加防腐劑，據規定添加酒精後，則不得再添加其他防腐劑。再要注意的是對飲料，如酒精添加量太多，超過酒類規定，即要被列入酒類加以管制。

（二）殺菌劑類（bactericides）

如前述防腐劑只是防止微生物繁殖，以致停止因其代謝引起食品成分的變化等，則所謂有靜菌作用，殺菌劑卻對微生物其有殺菌效果，也會造成食品成分產生變化，但無持續性。其可以使用之種類不多。現在衛生署核准使用之殺菌劑只有過氧化氫（雙氧水）、氯化石灰（漂白水）及次氯酸鈉三種。

1. 過氧化氫（hydrogen peroxide）

又稱雙氧水，也用為醫藥外用作為殺菌劑，無色透明液體，無臭，易溶於水，具有很強的氧化能力。除了殺菌外兼漂白作用，氧化後分解成水與氧氣。在強鹼時（pH 10～12）殺菌及漂白力較佳。可使用於魚肉煉製品以及除麵粉以外的其他食品，但不得殘留。在普通化學課本中，都介紹過氧化氫經加熱後，會分解為水與氧氣，但實際上這反應不會那麼徹底，所以常有殘留而有害人體的問

題。曾經因為包裝材料以雙氧水殺菌,但會不會有殘留而影響健康成為疑問。

2. 氯化石灰(chlorinated lime)

常用的氯化石灰含有效氯 20～40%,在高溫下會放出氯氣,碰到酸與水會釋出氯氣。常使用於水、飲用水、罐頭之消毒。

3. 次氯酸鈉(sodium hypochloride)

通常以溶液儲存,為常用之殺菌劑,有效氯含量為 4% 以上,呈無色至淡綠色,帶氯特有臭味,殺菌效果受 pH 值影響,pH 值低,殺菌力愈強。如遇酸形成氯氣,對鐵器、人體組織都有腐蝕性,易受光與熱所分解,常使用於水的消毒、蔬果類的洗滌、器具的消毒、手指的消毒、醫療器具之消毒、衣物的漂白。

七、非法添加物的使用

此項目可分為二方面而加於敘述,如前所述,食品添加物的使用有兩個限制,第一為使用的對象,例如去水醋酸鈉可使用於乾酪、奶油、乳酪及人造奶油。現在確有廠商使用於油脂類、澱粉類、年糕類產品,這就是非法的使用。

第二為用量的限制,照衛生署規定其限制量為 0.5 g/kg 以下。如被檢查到其殘留量大於此規定也是為非法使用。

其他尚有被禁止使用於食品的添加物,雖然從前被使用,但已明瞭對人體會造成損害,而被禁止使用者,將其分項介紹於下:

1. 吊白塊(rongalit)

俗稱吊白塊,是以福馬林(formalin,甲醛水)與亞硫酸氫鈉還原所製成的。原來是染色工業上所用,而非食品添加物。但因具有漂白作用且水溶液防腐效果頗強,違規被使用於肉製品、乳製品,甚至前一陣子還備用於米粉的漂白。關於毒性方面,福馬林(甲醛)稀釋至 5000 倍亦可阻止細菌的發育,且會引起蛋白質的變性,阻礙消化酵素的作用,影響蛋白質及澱粉的消化。甲醛中毒會產生頭痛、眩暈、呼吸困難、嘔吐等症狀。

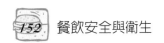

2. 硼砂（borax）

硼砂是硼酸鈉（sodium borate）的俗名，因為毒性較高，很多國家都禁用為食品添加物，但在台灣自古就普遍被使用（又稱冰西），被用於仙草、鹼粽、油麵、油條、年糕、魚丸、草蝦等，其功用為增加彈性、脆度、增加保水性、保藏性、防止蝦類的黑變（抑制蝦頭酪胺酸酶（tyrosinase）的作用）現在已嚴禁使用，因其毒素有阻礙消化酵素、消化不良，中毒症狀為嘔吐、腹瀉、皮膚紅斑、循環系統障礙、休克等的硼酸症。

現有聚合磷酸鹽類等替代品，但效果仍然不如硼砂好用。

3. 溴酸鉀（potassium bromate）

含在酵母活化劑（yeast food）的溴酸鉀是從前要做膨發又軟棉的麵包不可缺的添加物。但自從被發現其引發癌症後，則被禁止使用。這是因為溴酸鉀會引起遺傳基因的突變，異常染色體，而有致癌的緣故。

4. 人工甘味劑

人類自古就喜歡甜味，在科技未發達前，人類只尋找天然的甜味劑，如蜂蜜、甘蔗糖、甜菜糖、楓糖、甘草精、麥芽糖等但都因為原料有限而價格昂貴。

然而由於有機合成化學的進步，糖精（saccharin）、賽克拉美（cyclamate）、甜精（dulcin）等的發現，對於加工上的降低成本，也對日益增加的成人病、糖尿病者帶來另一選擇。但好景不長這些人工甘味劑都陸續被發現對健康有害而被禁止使用或限制使用。

5. 螢光增白劑（fluorescein blanching agent）

在 260nm 的紫外光照射時會產生螢光，所以稱為螢光增白劑。食物添加這種化學物質會顯得更潔白，這樣會討好消費者。常見的有 potamine white、blankphor WT、blankphor B、blankphor R、coumarin、uvitex 等 6 種，衛生單位曾在四破魚、鯽仔魚、洋菇、豆芽等中檢出，因其可能在體內蓄積而有害肝臟，所已被禁用。

6. 非法色素

所謂食物的色香味皆佳為吸引購買者的條件，因此食物的外貌、顏色被重

視，除了食物本身的顏色以外，加工業者常用色素染色來吸引購買者。色素可分為天然與人工合成色素，天然色素比較安全，但非絕對安全，且成本較高、不穩定。相較之下，人工合成色素價格低且安定，所以受到加工業者的喜愛，然而因毒性問題，多種人工色素已遭禁用。下面幾種為遭禁用的色素。

1. 鹽基性介黃（Auramine）

從前糖果、澤庵漬（黃蘿蔔）、麵條等所使用的鹽基性黃色色素，在紫外線照射下呈黃色螢光，對光、熱安定，用途甚廣。因其毒性強，LD_{50} 0.48 g/kg（小老鼠，口服），攝取多量會有頭痛、心悸亢奮、意識不明等狀，已被禁用。

2. 鹽基性桃紅精（Rhodamin B）

桃紅色鹽基性色素，被使用於糖果、蛋糕、醃薑、話梅、肉鬆等，在紫外線照射下呈桃花色的螢光，LD_{50} 0.1~0.2 mg/kg（小白鼠，口服）會引起全身著色，慢性毒性亦強，被禁止使用。

3. 奶油黃（butter yellow）

油溶性黃色色素，有致癌作用，據試驗，加入 0.06% 的這種色素飼養白鼠，則在六個月全部罹患肝癌。其他 Spilido yellow、Amaranth 色素亦有致癌性，均被禁止使用。

4. 孔雀綠（Malachite green）

水溶性深綠色色素，毒性為肝細胞、肺、心肌、腎臟腫脹，LD_{50} 0.2 g/kg（小白鼠、口服）。最近台灣也發生飼料中混合這種色素，而引起水產品被檢出的報導。

5. 橙黃 II（orange II）

水溶性橙色色素，原來為染布的染料，常違規使用於蜜餞及水果類食品，因毒性強而被禁用。

第三節　輻射線照射食品

　　大家熟識輻射線對生物有害，這特性也被利用於食品的殺蟲、殺菌、防止發芽、抑制熟成。

　　例如馬鈴薯、洋蔥的防止發芽，柑橘類、芒果類的殺蟲，米、小麥、麵粉等的殺蟲，蝦、貝、香腸等的殺菌，草莓、松茸等的熟成抑制等都被考慮其利用。日本則自 1974 年起對馬鈴薯實施照射處理。

　　食品的輻射線照射是在設有很厚的水泥牆，即防止輻射漏出的輻射設施中進行。被輸送帶運進的食品以放置輻射性物質（鈷 60、硒 137 等）可發出發射輻射線（γ線）的設備來加於照射處理。

　　伽瑪（γ）線的透過力很強，會通過食品，所以輻射線照射過的食品，不致於有殘留輻射線之虞，此點與含有輻射線的食品（輻射能污染食品）不同。然而因伽瑪線有很強的能量（energy），所以受到處理的食品，其所組成的成分構造會暫時被破壞，產成特有的輻射線分解生成物，在成分上有所變化，所以其安全性上被質疑。

　　輻射線分解生成物中，已明瞭含有具毒性或突然變異原性（遺傳毒性）的物質。又給予人體攝取輻射小麥（印度）實驗後，有染色體異常現象，另外給予照射馬鈴薯的實驗（日本）中，老鼠的卵巢（生殖器官）被發現有異常等，而指摘輻射食品的安全性尚未被建立。

　　其他，尚有很多問題等待解決，例如破壞營養，無實用的檢查法以識別有無受過輻射處理、亂用、誤用等。其他尚有輻射性物質的輸送、使用、廢棄時所產生的危險性等，尚待解決的問題很多。

　　在國外、泰國、韓國、中國、荷蘭等已有食品輻射設備在運轉中。美國在佛羅里達州也有芒果、雞肉照射設施被應用。日本禁止馬鈴薯以外的輻射食品的進口，但實際上無法檢驗，所以還有問題。

第四節　基因改造食品

一、基因改造是什麼？

　　基因改造表示對植物或微生物基因（DNA, deoxyribonucleic acid：去氧核醣核酸），將帶有必需情報的其他生物的基因組合進去的技術。現在由此所成功做出的農作物有黃豆、玉米、油菜籽、番茄等甚多。

　　在醫藥方面已成功地生產胰島素、抗凝血劑與血液代用品等藥物。還可以生產蛋白質做成的疫苗，來對抗霍亂之類的疫病，以及對抗蛀牙與非何杰金氏淋巴病的抗體。取自植物的化學成分，可以用在一系列工業生產上。

　　在農作物上，被開發對害蟲有抵抗性的玉蜀黍，可以耐貯藏的番茄，對除草劑有抗性的黃豆或油菜籽等。以這些原料做成的食品就是「基因改造食品」。

　　在生物細胞的核中有稱為染色體的成分，而染色體卻由所謂 DNA 組成，但這 DNA 即成為遺傳情報，將其生物的姿態、形狀、或特性決定。所謂像生物的設計圖一樣的東西，將此遺傳情報＝設計圖加於改寫，轉變成更有用的特性，這就是基因改造的主要目的。

　　基因改造的方法，首先找出要加於利用的基因片段，將其使用酵素等取出，再將其基因片段引進擬改造的農作物的細胞內。

　　引進的方法有三，第一為「agrobacterium法」，對稱為綠膿桿菌（agrobacterium）法的土壤細菌的基因，接上有用的基因送進農作物。第二種方法是「電穿孔（electroporution）法」，則將農作物細胞以電流脈搏（pulse）打洞，注入基因。第三種是以粒子槍「（particle gun）法」對金或鎢（Tungsten）的微粒子撒上有用的基因，以火藥或高壓氣體打進農作物的細胞的方法。

二、基因食品的問題

踏入未知世界的現代科技

基因改造農作物被研究表示由於對人口增加所引起的糧食問題的對策，或考慮環境問題等的背景。能做成抵抗害蟲或疾病的農作物，則收穫量會增加，農藥的使用量也可以減少，在乾旱地區種植農作物就可增加耕地面積。

相反地，人類可以操作基因，就可能創造過去在地球上不曾存在的生物的危險性。當然對安全性的研究也持續在做，在先進國家也有設定安全性的指針，但也有對其方法持有疑問的聲音。

有些國家對基因改造食品與非基因改造食品，因兩者的成分組成、外觀、特性等都相同，所以認為「實質上相同」而安全，可是因為引進基因，所以不能排除出現意想不到的特性可能性。現在我們攝取作為食材的食品的安全性是人類經過悠久的時間食用的結果，所確立者。然而基因改造食品尚無經過幾代食用者。

更者，基因改造植物的花粉，如果被其他植物授粉而具有除草劑耐性而成為「超級雜草」，則對生態系有很大的影響，也被認為值得憂慮。將來，如果明瞭某種基因改造植物有害時，可以停止其栽培，但如果已經傳播至其他植物，則要完全防止其所引起的影響，就極為困難了。

現在以歐洲的科學家為中心，對這植物間的「基因污染」比其直接對人體的影響更受重視。

基 因 改 造 技 術

與從前的「交配」法的品種改良的不同點

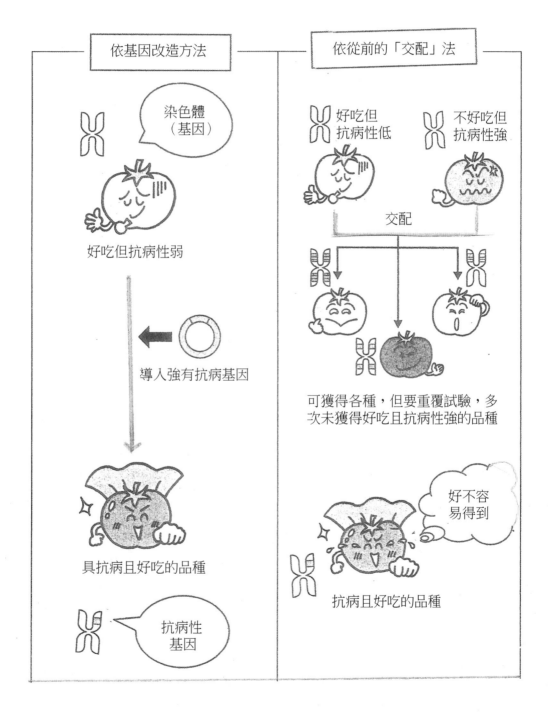

基 因 改 造 食 品 的 功 過

1. 增強農作物對病蟲害及環境的抵抗力。

2. 增產農作物。

3. 增加營養素含量。

4. 改善色、香、味。

5. 改善其特性、加工性。

6. 除去其不宜成分。

優 點

在寒冷地、乾燥地
亦可育成農作物

抗病、抗蟲害的農作物

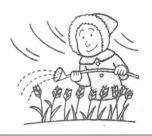

＊從前無法耕種的地區亦可
　生產
＊單位面積的收穫量增加

＊減少農藥用量
＊減少生產所需人工

缺 點

◎突然具有對人體
　有害的可能性

◎生態系統的影響

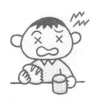
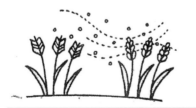
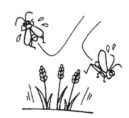

不能確認幾世代
以後的安全性

基因改造作物的花粉附著於其
他作物（有不附著的規定）

誕生超級雜草

現在最成為問題的是對生態系的影響

第五節　包裝材質的安全性

　　食品包裝材料種類繁多，從天然材料演變到合成化學材料或複合材料目前應用在食品包裝材料有金屬、玻璃、塑膠及塑膠膜組合之複合材料（積層膜），但從衛生觀點來看，問題仍然很多。例如罐頭的脫錫、鐵銹溶出、陶瓷器皿的重金屬溶出、塑膠單體釋出，都是消費者所重視的。

　　因此食品包裝容器因材質不同而有各種衛生安全問題，就下列討論：

一、非塑膠材質的安全性

1. 金屬包裝容器

　　利用金屬製成罐頭來包裝食品，常用於製罐的兩種金屬為馬口鐵皮和鋁。馬口鐵皮的主體是鐵皮。把鐵皮置入融熔的錫液中，通電而把錫鍍在鐵皮上製成所謂的馬口鐵皮。為了提高馬口鐵皮的耐腐蝕性，把它加熱處理，使錫層與鐵皮層之間產生錫－鐵合金；然後再使用鉻化合物使錫層上形成鉻氧化物，使馬口鐵皮不易被氧化而變質。最後，為了馬口鐵皮的表面潤滑，並且防止生銹，又塗上一層很薄的油。為了進一步防止食物中的成分造成罐壁的腐蝕，馬口鐵皮也常塗佈一層塗料，如環氧樹脂、壓克力樹脂及聚酯樹脂等。塗漆後通常需經烘烤使其固定。

　　鋁是一種具有良好延展性的金屬。由於鋁與空氣接觸後很容易在表面形成一層氧化鋁的薄膜，因此具有很好的抗腐蝕性。但是這一層氧化鋁薄膜遇到鹵素離子，如食鹽中的氯離子，易受到破壞，因此仍需要塗佈一層高分子薄膜以免受到食物中成分的侵蝕。

　　如果罐頭內容物為高酸性食品，又經長期貯存，這內層塗佈容易剝落污染食品。

2. 紙

依據原料的不同，紙可分為木漿紙、非木植物纖維紙，以及再生紙。一般製紙的程序包括製漿、調製、抄造及加工等主要步驟。為了增加紙的耐用性，使它適合用於食品包裝容器，在製紙的過程中常添加化學助劑，例如濕強劑、乾強劑、防油劑等。但是必須使用安全合乎法規的添加劑，否則在包裝食品後溶出至食品中，影響身體健康。

3. 陶瓷器、玻璃

玻璃是利用砂、蘇打灰（碳酸鈉）、石灰石以及其他添加物，在約攝氏1,500度的高溫下融熔而成的，利用玻璃來包裝食品有許多優點：不會腐蝕，水蒸氣、氧氣與香氣均無法穿透，阻隔性極佳、透明、衛生、無味、可回收再利用、可微波、可承受高溫殺菌……等。但是由於玻璃容器不耐衝擊，易碎、而且比其他材質的容器重，因此它的應用也受到一些限制，玻璃製品在毒性方面較無問題。

陶瓷器因用著色的染料含有重金屬鉛與鎘而產生衛生問題，通常會溶出鉛與鎘陶瓷器為紅、黃、綠的彩色，尤其是裝酸性食物時，其溶出量隨浸出時間或高濕而增加，烹調時應注意，故有許多餐廳大都用白骨瓷器皿。

二、塑膠包裝容器

塑膠包裝材料的興起與人們生活形態的改變息息相關。由於人口的高度成長、糧食不足的壓力日增，使得如何利用輕便的包裝方式來方便食品的貯存與運輸，以及增加食品的保存期限，變得非常重要。而塑膠包材正好可以滿足這些需求。

一般而言，由於塑膠的密度低，重量比金屬或玻璃都輕得多，在加工或使用時比較輕便。塑膠有很強的韌性，不像玻璃那麼容易破碎，不像罐頭受到壓力時容易凹陷，也不像紙張那樣容易被撕裂，又有防水、防油不透氣等特性。許多塑膠材料很容易成型，稍為加熱便可以使它軟化，賦予它一定形狀，只要在溫度降

低後就可以定型。

　　塑膠是由許多所謂的「單體」個個相接，聚合而成的高分子物質。分子量在五千到十萬左右。有些塑膠是由一個以上的單體構成的，形成所謂的共聚合物（polymers），而能有特殊的性質。常用於食品包裝容器的塑膠種類很多，包括聚乙烯（polyethylene, PE），聚丙烯（polypropylene, PP），聚氯乙烯（polyvinyl chloride, PVC），聚苯乙烯（polystyrene, PS），聚偏二氯乙烯（polyvinylidene chloride, PVDC）等，性質皆不盡相同。

　　就食品包裝容器的需求而言，最重要的性質包括強韌程度、透氧率、透水氣率、熱封性，以及耐熱性。為了產生合乎特殊需求的塑膠包裝材料，把不同材質貼合而成所謂的積層膜，使包裝材料的整體性質更合乎需求。

1. 塑膠的安全性

　　對微波，塑膠中的戴奧辛是不必懼怕的，原因非常簡單，因為它們不存在於塑膠中；實際上沒有證據顯示，這些塑膠物品中有戴奧辛，也就是說，這些物品在微波爐中加熱幾乎不可能釋放出戴奧辛。

　　美國塑膠委員會表示，只要是有標示可微波的塑膠容器，都可以安心的放在微波爐中加熱；非常多的塑膠都用來包裹食品，且包裝容器並未含有戴奧辛這種化學成分，戴奧辛是要燃燒至 700℉ 才會產生的化學物質。如果你不小心將晚餐加熱至 700℉，而讓戴奧辛溶入食物，也會讓食物變脆到根本不能入口。

　　雙酚A（BPA）是另一個用在塑膠上的工業化學物質，也已經使用了多年，根據美國塑膠委員會的網站，BPA 是現今最被廣泛使用的物質之一，其科學證據清楚的顯示，BPA 是安全的，而且再三保證接觸BPA並不會對人類健康有影響。

　　一篇發表在 2004 年內分泌學（Endocrinology）期刊之動物研究的研究結果是，雖然沒有證據顯示吃下從食品包材來的 BPA 對人類有害，但是這種接觸與大量使用 BPA 在所吃的東西中，提供了這種成分在低劑量風險評估更多的研究保證。

　　美國藥物食品管制局食品、安全、應用營養中心的科技政策副主任 George

Pauli 表示，一般來說，任何食物，若是用塑膠容器盛裝並可依照指示放入微波爐，代表已經測試過它很安全；每一家想要將食物放入塑膠內的食品包材公司都需要通過藥物食品管制局的檢驗。

2. 塑膠聚合物單體的安全性

氯乙烯單體原料VCM（vinylchloride monomer），常溫下是氣體「小分子」，揮發性高，若缺乏防護易吸入人體，因為它含有一個氯原子，為疑似致癌物質；在溫度為60℃時，該物質的蒸氣壓約為六至七個大氣壓。相形之下，氯乙烯單體的塑膠製品PVC，則是由千百個單位的氯乙烯單體小分子，彼此以化學共價鍵聚合而成，其為長鏈的固體「高分子」，在正常條件下使用，該化學共價鍵不會斷裂，故其為穩定、安全、無揮發性、無毒物質。歐美日各國，空氣與水的基本生活環境品質已佳，故而開始減用或禁用塑膠製品聚氯乙烯 PVC 於食品容器及生活用，以維護人民健康，免於致癌。近日，國內環保署也已注意到減用或禁用相關塑膠製品的問題，但國人不需過於恐慌。

至於用於微波食品保鮮膜的聚偏二氯乙烯材料 PVDC，其為結晶高分子，熔點在 140℃ 以上，薄膜製品具柔軟度及韌性雙重性質，穩定性及安全性更高，與 PVC（為非結晶或稱為非定型高分子）不同，不可混為一談。

一般而言，固體的「高分子」塑膠製品，如 PVC、保麗龍材料 PS（聚苯乙烯）、或保特瓶材料 PET（聚對苯二甲酸乙二酯），在一般的使用條件下，不會因脫聚反應而釋放出氣體小分子或在加工過程中因過量之殘留單體逸出而危害人體；亦不會在通風良好的條件下，因使用而造成健康上的危害。

雖然上述三種塑膠製品的軟化溫度（專業上稱為玻璃轉移溫度，即由堅硬的玻璃態轉變為柔軟的橡膠態），分別約為 80、100 及70℃，但它們的熱裂解溫度，除 PVC 為熱敏感物質稍低外，總在 200～300℃ 以上，甚至更高。而這些加工製品的殘留單體，在加工過程中殘存的濃度已微乎其微。

通常熱湯、熱水的溫度不超過 100℃，微波爐加熱食品的溫度亦然。因此，上述塑膠製品在一般 100℃ 的溫度使用條件下，頂多被軟化，而不是被裂解。換言之，民眾大可不必過於恐慌，而立即拒絕使用這些塑膠製品。畢竟，塑膠製品

在日常生活中，幾乎是無所不在，總不能民眾自己先得了「塑膠憂鬱症」。

　　當然，無論科技界提供再多的安全數據、經驗與保證，只要大多數的人民有疑慮，逐步減用或禁用可能有害健康的塑膠製品，應該是環保署的責任，業者亦應尋求替代材料配合。可以用「安全疑慮」為由，逐步減用或禁用 PVC 於食品容器，至於礦泉水瓶、飲料瓶或盒上的 PVC 標籤，由於未與水或飲料直接接觸，雖無大礙，但為避免民眾飲用時的疑慮，業者可考慮改用聚丙烯 PP 材料（美國的許多可樂瓶，即使用這種材質的標籤）。至於對保麗龍材料 PS 或保特瓶材料PET，盛裝熱湯或熱水的食用安全問題的質疑，則是多慮了。

3. 塑膠添加物（additives）的安全性

(1)增塑劑（plasticizer）

　　早前有學者指出，塑膠材質裝食油可能增加人體吸收有害增塑劑成分的風險，因為含有鄰苯二甲酸酯類增塑劑（Phthalates）的塑膠製品，會在接觸食品油脂時釋出有害的鄰苯二甲酸酯，並溶於食物之中被人體吸收，可能對健康造成不良影響。探討塑膠包裝對食品安全的影響。對使用鄰苯二甲酸酯類增塑劑的軟性聚氯乙烯（Polyvinyl Chloride / PVC）包裝用品，而其他塑膠原料和塑膠製品一般不會使用這種增塑劑。增塑劑的作用是增加 PVC 的可塑性和柔韌性，同時提高塑膠製品的強度，而常用的人造皮革製品，都以加入增塑劑的軟性 PVC 製成。不過增塑劑會在長期氧化過程中被揮發，緩緩地揮發到空氣中，導致製品舊了會變硬。（以上內容節錄自《塑膠工業》2006 年 12 月號）

　　目前科學家已知，DEHA 有三種存在形式：

①二己二酸酯（DOA）、

②鄰苯二甲酸二異辛酯（DEHP）

③鄰苯二甲酸二丁酯（DBP）。

　　其中令人擔心的物質是 DEHP。由於 DEHP 是塑膠用品中最常用的增塑劑，又可經靜脈輸液進入人體，還可在肝、肺和血液中少量蓄積，所以一度被科學家視為可疑人類致癌物。但因為 DEHP 在體內半衰期很短，因此科學家確認，僅僅通過輸血、輸液等短時間接觸，病人是不會因為使用醫用塑膠製品而出現健康

損害的。國際癌症研究組織（IARC）已明確將其列為「非人類致癌物」。但是對於使用呼吸機、接受輸血和心肺分流術的新生兒或嬰兒，以及長時間接受透析治療的病人而言，接觸 DEHP 是否能產生危害尚缺乏資料和觀察。

DBP 也是較常用的一種增塑劑。動物實驗證明，高劑量飼餵 DBP 持續數月後，會使動物出現明顯的生殖毒性反應。但病人僅僅是在短期的輸液過程中接觸與動物生殖毒性相差數百萬倍的劑量，因此這種生殖毒性是可以忽略不計的。

鄰苯二甲酸是一種加入許多產品的化學物質，而且會引起許多問題；疾病管制局表示，人們會透過直接接觸使用鄰苯二甲酸的產品，或是食品所接觸的包裝容器含有鄰苯二甲酸，而暴露在這種化學物質之下。Krebs 表示，鄰苯二甲酸已經在塑膠中安全的使用了 40 年，他們關心的是像嬰兒或孩童這類易受影響的族群，最新研究指出，有男孩因為接觸鄰苯二甲酸而影響發育，但是這只是在成長的方面，他們並沒有像戴奧辛一樣多的鄰苯二甲酸知識，所以他們還不太清楚所處的風險為何。

⑵SAN 塑膠（Styrene - Acrylonitrile resin）

又稱 AS 聚脂，其製造方法以丙烯（Acrylonitrile, AN）與 SM 共聚而成的塑膠，具有良好的透明度、高抗張強度及硬度。SAN 塑膠除可以商用級販售之外，更可進一步與 ABS 粉摻配形成 ABS 樹脂。SAN 擁有極佳的抗拉強度、耐衝擊性、耐磨性及及抗化學性，可應用於各種器具。

丙烯（Acrylonitrile, AN）單體被認為比氯化合物單體更具毒性，經肝臟代謝活化後呈至突變物（mutagenic），在動物體中代謝為氰酸鹽，於尿中排泄出去。在美國禁止用於啤酒與碳酸飲料的容器。

⑶抗氧化劑（antioxidants）

塑膠所使用的抗氧化劑大都為 BHA（butyl hydroxyanisol，丁基羥甲氧苯）、BHT（butyl hydroxytoluene，二丁基羥甲氧苯），這兩種抗氧化在世界各國均准許使用為食品添加物。在塑膠材質 PE、PP、PS、PVDC 等都會添加，從這些塑膠材質的溶出試驗，其溶出量很低，從衛生方面看來，不至於影響安全性。

⑷塑膠奶瓶、兒童餐具

透明的塑膠嬰兒奶瓶的材質多半為聚碳酸酯（polycarbonate），其原料中含有酚甲烷（bisphenol-A），酚甲烷是已被確認的環境荷爾蒙。在注入熱水時酚甲烷會溶入水中。許多有卡通圖案的塑膠兒童餐具也可能使用聚碳酸酯的材質，而使用較久的塑膠碗會溶出較多量的酚甲烷到食物中。攤販、自助餐店、速食店的熱飲杯（裝湯、茶、咖啡）、泡麵的碗麵及杯麵絕大多數都使用聚苯乙烯（polystyren）的塑膠容器，簡稱為 PS，被國人稱為保麗龍。保麗龍是全球環保界的頭痛產品。其原料單體叫苯乙烯，是已知致癌物，且製造過程所添加的塑化劑 alkylphenol（烷基酚）也是會干擾內分泌的環境荷爾蒙，二者在使用過程很容易溶出到食物中。安全對策：

①避免使用保麗龍盛裝熱咖啡或茶，不要用 PS 碗盛裝熱食，尤其是高溫多油的食物。

②凡只使用保麗龍碗的餐廳拒絕用餐。常用塑膠袋裝熱湯、熱食，可能會吃到較多的有害物質，一般人並沒有辨識塑膠袋質材的能力，還是乖乖用不銹鋼提盒裝食。

③泡麵就是應該用煮的，只能用泡的也應使用耐熱的磁或不銹鋼碗，不然請選購紙製速食碗麵、杯麵。

三、認識塑膠回收標誌

多數塑膠容器現在多印有三角形的回收標示於容器的底部，學習辨識這些三角回收標誌內的數字與列出的英文縮寫，可以幫助您挑選較安全的容器質材。PVC（聚氯乙烯）是焚化爐燒出戴奧辛的首要元兇，基於環境與健康的考量，PVC（3 號）應該是全民共同減少使用的一種塑膠材料；此外，保麗龍（6 號）也是應儘量減少使用的塑膠材料。以下列出國際通用的塑膠材料編號。以食品包裝而言，PE、PP、PET 都是較安全的選擇，PE 又可區分為高密度的 HDPE 與低密度的 LDPE；PET 因單體原料毒性強，仍應減少使用。

PE（聚乙烯）　　　2號（HDPE）、4號（LDPE）

♲ 1	♲ 2	♲ 3	♲ 4	♲ 5	♲ 6	♲ 7
PET	HDPE	PVC	LDPE	PP	PS	OTHER
聚乙烯對苯二甲酸酯	高密度聚乙烯	聚氯乙烯	低密度聚乙烯	聚丙烯	聚苯乙烯	其他類

PP（聚丙烯）	5號	
PET（寶特瓶質材）	1號	應減少使用
PVC（聚氯乙烯）	3號	應禁用！
PS（聚苯乙烯）	6號	應限制使用

四、塑膠容器的衛生管理

目前市面上國內製造盛裝飲料（如豆漿、米漿、冬瓜茶、青草茶等）的小塑膠瓶，其材質為聚丙烯（Polypropylene, PP），因其內容物之 pH 值在 4.6 以上，屬於低酸性食品，易造成食品敗壞，所以若要在室溫下儲藏、販售，必須採用較嚴苛的加熱殺菌條件。由於盛裝此類產品之塑膠容器於高溫高壓下與食品直接接觸，恐造成食品衛生安全上的問題。

我國對塑膠製品已訂定有材料試驗項目以及溶出試驗項目。各縣市衛生局配合至各縣市之小塑膠瓶裝飲料工廠抽驗供各類飲料用之塑膠容器件，進行衛生安全調查。項目有：

　⑴材質試驗：有害金屬，如：鉛及鎘。

　⑵溶出試驗：水浸出液之高錳酸鉀消耗量。

　⑶蒸發殘渣。

　⑷4％醋酸之蒸發殘渣。

　⑸重金屬。

第六節　洗劑的安全性

　　洗潔劑（detergent）就是去除物體表面污穢所用的藥劑，據食品衛生管理法第六條規定「食品洗潔劑係指所使用於清潔食品、食品器具、食品容器及食品包裝之物質」。

　　洗潔劑因為是界面活性劑，所以具有乳化、浸透、分散等特性而可發揮洗淨的功能。在構成上，可分為易溶於水、難溶於油脂的親水基與難溶於水、易溶於油的疏水基。界面活性劑須取得兩者的平衡均勻始可發揮清潔作用。

一、洗潔劑的種類

　　洗潔劑中，最具代表性者為肥皂（soap）與烷基苯磺酸鹽（ABS, alkyl benzene sulfonate）。依其溶解性以及作用可分類如下：

```
                                      ┌ 陽離子型界面活性劑
                        ┌ 離子性      ┤ 陰離子型界面活性劑
┌ 水溶性界面活性劑      ┤             └ 兩性界面活性劑
┤                       └ 非離子性——非離子界面活性劑
└ 油溶性界面活性劑
```

1. 陽離子型界面活性劑（cationic surfactants）：即為陽性肥皂。在水溶液中，親水基為陽離子，其洗潔力較差，但殺菌力佳，被當作殺菌或消毒劑。

2. 陰離子型界面活性劑（anionic surfactants）：親水基為陰離子，洗潔力強，現為主要洗潔劑，包括硫酸醇酯（sulfated alcohol）、碳氫化合物硫酸鹽（sulfated hydrocarbon）、硫酸鹽胺（sulfonated amide）、烷基芳香烴基磺酸酯（alkyl aryl sulfonate）等。此劑受到水硬度及陽離子型界面活性劑影響而降

低洗潔力。

3. 兩性界面活性劑力（amphoteric surfactant）：具正負兩種離子，多作為消毒劑使用。

4. 非離子型界面活性劑（nonionic surfactants）：具有極性基與非極性基，但不帶電荷，所以不與溶液中的離子反應，不受水硬度所影響。主要有聚乙氧烯醚（poly ethyenoxy ethers），乙烯氧脂肪酸聚合物（ethylene oxide fatty acid condensate）與胺基脂肪酸聚合物（amine fatty acid condensate）等，可用於油脂污穢物的清潔。

5. 特殊洗潔劑：由將幾種洗潔劑混合所成者，由各種洗潔劑的特性可發揮洗潔及殺菌力。

二、由洗劑的酸鹼度，洗潔劑的分類

1. 酸性洗潔劑：主要使用於設備、器皿、鍋爐中沉積的清洗，而這種洗潔劑包括有機酸與無機酸，對有機食物有氧化分解力且有腐蝕性，會傷及不耐性物質及皮膚。

2. 中性洗潔劑：主要使用於器具、容器、包裝及原料等而不耐腐蝕物品的清洗，此劑對皮膚的傷害性小。

表 13-2　洗潔劑依酸鹼度（pH 值）的分類

種　類	酸性洗潔劑	中性洗潔劑	弱鹼性洗潔劑	鹼性洗潔劑	強鹼性洗潔劑
pH	<6.0	6.0～8.0	8.0～11.0	11.0～12.5	>12.5
主成分	硝酸 磷酸 鹽酸 有機酸	界面活性劑	碳酸鹽 矽酸鹽 磷酸鹽 界面活性劑	界面活性劑	苛性鈉 界面活性劑 有機鉗合劑
用　途	無機鍋垢的去除 定位洗滌的作業	以手清潔的作業 食品、一般機械的洗滌作業	以手清潔的作業 食品、一般機械的洗滌作業	洗鍋、容器／洗箱 以手清潔的作業	定位洗滌的作業 洗瓶機的洗滌作業

3. 鹼性洗潔劑：主要使用於蛋白質、燒焦物及油垢等其他洗潔劑不易清洗者。此劑包括弱鹼性、鹼性及強鹼性洗潔劑。此劑洗潔力強且具腐蝕性，對皮膚傷害也大。

三、清潔劑的成分

市售的清潔劑除了主成分的界面活性劑以外，還有幾種不同功用的成分，其成分的功用如下：

1. 界面活性劑

如上述。

2. 助劑

如各種鹽類，本身並無洗潔作用，為增量劑，但可幫助界面活性劑發揮洗潔功用，封鎖金屬離子，軟化硬水，緩衝作用等。常用者有磷酸鹽、矽酸鹽、碳酸鹽、生氧物質（如 $NaBO_2 \cdot 3H_2O$）。

3. 其他

(1)溶劑：用於液體洗潔劑：如乙醇、異丙醇、乙二醇、尿素等可防止凝固。

(2)沉澱防止劑：如 CMC 等，可防止污穢物的再污染。

(3)契合劑：如 EDTA、NTA（triacetonitrile）等，可封鎖金屬離子使其不活化。

(4)酵素類：如蛋白酶、脂肪酶、糖化酶等。

(5)漂白劑：使被洗潔的對象呈潔白。

(6)螢光劑：具增白作用。

(7)色素、香料、增泡劑、製泡劑等。

四、洗潔劑的毒性

1. 界面活性劑ABS（alkylbenzene sulfonate）、LSA（linear alkylenzene

sulphonate）據動物試驗後，在腫瘤發生率並無顯著差異。在生殖與畸胎性亦無發現差異。

2. 對人的影響在服用 ABS 100 mg/day，經四個用試驗後，並不能發現中毒病狀。

3. 對環境污染，ABS 大量使用，會引起河川及下水道的污濁，原因是 ABS 難被微生物分解的緣故。促使河川不能發生淨化，在廢水處理場也不受活性污泥微生物分解。LAS 為直鏈型，ABS 為易氧化型，可被微生物分解，所以廠商改用 LAS 於洗潔劑。

4. 壬基酚聚乙氧基醇（NP_nEO）的問題

因為環境賀爾蒙之一的壬基酚在台灣流佈廣泛，據研究已證實壬基為清潔劑的使用非離子界面活性劑，這由 NP_nEO（nonylphenol polyethoxylates）製成的成分，因分解後，與動物體內雌激素構造類似，透過食物鏈進入男性體內後，會干擾內分泌系統，導致男性增加分泌雌激素，精子減少。

據環境品質文教基金會 2006 年 10 月，檢驗市售 75 種洗衣精、洗碗精，發現含 NP_nEO 比例相當高，發現 66％產品含有 NP，其含量在市售清潔劑的 1/3，都超過歐盟標準的 0.1％。環保署表示，將限制清潔劑中 NP_nEO 含量不得超過 0.1％，並列管為毒化物，預計在 2007 年 7 月公告，最慢年底上路。

表 13-3　衛生署公告的食品用洗潔劑限量標準

重金屬項目	限量標準	備註
砷	0.05 ppm 以下	以產品標示使用濃度稀釋的溶液為基準
重金屬	1 ppm 以下	以產品標示使用濃度稀釋的溶液為基準
甲醇	1 mg/mL 以下	
壬基苯酚類界面活性劑	0.1％以下	重量比
螢光增白劑	不得檢出	

第十四章

餐飲衛生安全
相關規範與認證制度

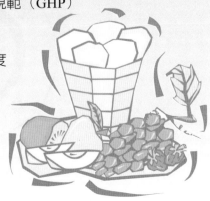

第一節　食品業之良好製作規範（FGMP）

1. 食品良好作業規範 FGMP 由來

　(1)民國 62 年 11 月經濟部發佈「食品工廠之良好作業規範」，於民國 71 年 5 月修訂。

　(2)民國 76 年工業局推出「嬰兒配方食品工廠實施良好作業規範研究計畫」，後來成立「經濟部食品 GMP 推行會報」，擴大行業的規範。

　(3)民國 78 年成立「食品 GMP 認證制度」，該年7月開始創立食品製造業申請認證。

2. 定義

　　GMP 為英文 Good Manufacturing Practice 的縮寫，中文為「良好作業規範」或「優良製造標準」，它是特別注重食品在整個製造過程之品質與衛生安全的自主性制度。GMP 之標誌如圖 14-1，OK 手勢代表對產品之衛生安全安心，笑顏代表對產品品質滿意，為避免消費者混淆所以改為 FGMP（食品GMP）。

3. FGMP的基本精神

　(1)降低食品在製造過程中人為的錯誤。

　(2)防止食品在製造過程中遭受污染或品質劣變。

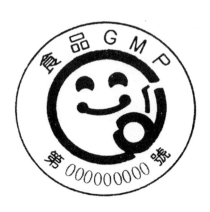

圖 14-1　食品 GMP 標誌

⑶建立健全的自主性品質保證體系。

4. 食品GMP主要的目的

　　食品工廠在製造、包裝及運輸等過程中有關人員、建築、設施、設備之裝置，以及衛生、製程和品質等管理均符合良好條件之專業指引，藉以防範在不衛生、可能引起污染、或品質劣化之環境下作業，並減少錯誤發生，以強化食品製造業者之自主管理體制，確保食品安全衛生及穩定品質，來保障消費者與製造業者之權益。進而增進國產加工食品之競爭能力，促進食品工業之健全發展。

5. 食品 GMP 保障消費者四大權利

⑴追求安全的權利：保證產品的品質安全衛生。

⑵認知的權利：提供正確產品標示，並可獲知該產品在製造、包裝、儲運過程經鑑定符合衛生安全。

⑶選擇的權利：藉產品上的 GMP 標誌，提供消費者選購合法又安全的產品權利。

⑷表達的權利：提供消費者申訴意見的管道。

6. 食品 GMP 推行方式

　　我國食品 GMP 之推行，目前係採取「認證制度」方式，由食品製造業者自願參加。

　　食品 GMP 之訂定，分通則與專則兩種，通則適用所有食品工廠，專則依個別產別性質的不同及實際需要予以訂定，目前已定專則者共 24 種如表 7-2。訂有專則者，以專則評核之，尚未有專則的產品，則以通則評核之。通則與專則的內容共有 16 章，如表 7-3。現場評核時，有三項「次要缺點」相當一項「主要缺點」；三項「主要缺點」相當一項「嚴重缺點」，缺點合計相當於一項嚴重缺點以上者為為通過現場評核，判定為為通過現場評核。

表 14-2　食品GMP認證產品的類別

1. 飲料	10. 澱粉糖類	19. 調味醬類
2. 味精	11. 烘焙食品	20. 黃豆加工食品
3. 醬油	12. 食用冰品	21. 水產加工食品
4. 乳品	13. 醃漬蔬果	22. 肉類加工食品
5. 麵粉	14. 脫水食品	23. 冷藏調理食品
6. 糖果	15. 即食餐食	24. 粉狀嬰兒配方食品
7. 茶葉	16. 冷凍食品	25. 其他一般食品
8. 麵條	17. 罐頭食品	
9. 精製糖	18. 食用油脂	

表 14-3　食品 GNP 的規範內容

1. 目的	9. 製程管理
2. 適用範圍	10. 品質管制
3. 專門用詞定義	11. 倉儲與運輸管制
4. 廠區環境	12. 標示
5. 廠房及設施	13. 客訴處理與成品回收
6. 機械設備	14. 記錄處理
7. 組織與人事	15. 管理制度之建立與稽核
8. 衛生管理	16. 附則

第二節　優良農產品 CAS

1. 何謂 CAS 優良食品

　　CAS 係取 Chinese Agriculture Standand 三個英文字首，中文為「中國農產品標準」。係以國產農、林、水、畜產品為主要原料或使用國產農林水畜為主要原料之加工產品為對象。

2. 推行 CAS 優良食品主要目的

　　(1)提升國產農產品及農產加工品質。

(2)協助消費者辨認產品品質。

(3)維護生產者及消費者的共同權益。

3. CAS 優良食品的特點

(1)品質及成分規格一定合乎 CAS 國家標準。

(2)衛生條件一定符合「食品衛生管理法」規定。

(3)包裝妥固完整，標示內容誠實且明確。

(4)均以國產農林畜產品為主原料，富含本土風味特色。

4. CAS 優良食品制度規定

(1)推行體系

　　由行政院農業委員會、行政院衛生署、台灣省政府農林廳、技術委員會及執行機關的 CAS 優良食品標誌工作小組組成。

(2) CAS 優良農產品標誌作業程序

　　優良農產品標誌 CAS 係由行政院農業委員會於民國78年度籌畫而成。民國78 年 5 月 20 日行政院農業委員公告「行政院農業委推行優良農產品標誌作業要點」後開始實施。目前已有「優良肉品」、「優良冷凍食品」及「鄉間小路優良國產果蔬汁」等獲准與 CAS 標誌合用。如下圖：

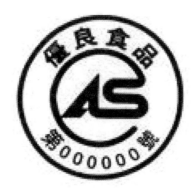

輔導：行政院農業委員會　　行政院衛生署

CAS 優良食品標誌係採「認證制度」，由符合規定之農民團體或食品製造業者自願參加，向執行機關提出申請，其認證申請與審查流程如下：

申請 → 資格審查 → 現場評核 → 產品抽驗 → 認定 → 簽約、授證使用 → 追蹤管理

5. CAS 優良食品之規範內容

CAS 優良食品標誌目前申請認證的類別共有 11 大類別，如，表 14-4，各類食品之規範均分別訂定，內容如下：

(1)評審標準，包括廠區環境、廠房設施、機械設備、製程管理、品質管制、衛生管理、運輸管理、管理人員資格、其他。

(2)品質標準規格。

(3)標示規定。

(4)追蹤管理辦法。

各類食品亦均依規範之內容訂出「現場評核表」。另外亦分別針對一般分析及檢驗、微生物檢驗、藥物殘留分析規定檢驗方法。

表 14-4　CAS 優良農產品 11 大類別

1. 肉　品	7. 冷藏調理食品
2. 冷凍食品	8. 生鮮食用菇類
3. 果蔬汁	9. 釀造食品
4. 良質米	10. 點心類
5. 蜜　餞	11. 生鮮蛋類
6. 米飯調製品	

第三節　食品安全管制系統（HACCP）

一、HACCP系統由來

系統全名：Hazard Analysis Critical Control Point

1. 1959 年 Pillsbury 公司發展太空食品防止污染，以免影響保存性，食品衛生管制系統之開發極為迫切。

2. 1960 年美國太空總署、陸軍及 Pillsbury 公司共同發展。

3. 1971 年美國全國食品保健會議（National Conference on Food Protection）（APHA, 1972）中正式提出此觀念大綱。

4. 1972 年完成 HACCP 完成觀念大綱。

5. 1973 年應用於低酸性罐頭食品安全性之控制。

6. 1980 年初，部分公司接受 HACCP，並建立自己的法則。

7. 1985 年 HACCP 才被重視，並廣泛應用於食品工業。

8. 1994 年 FDA 公布實施，水產品 HACCP 安全管制草案。

9. 1995 年 12 月 14 日前歐聯國家食品業者全面引進 HACCP 系統管理原則，便利進而推動 ISO 9000 品保系列制度。

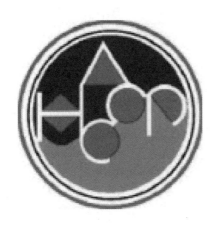

規範一

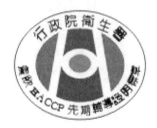

規範二

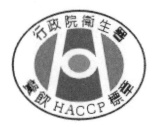

規範三

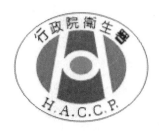

10.1995 年透過修法導入 HACCP 制度，綜合衛生製造過程承認制度。

11.1996 年美國柯林頓總統宣布新食品安全檢驗規定，USDA 公告禽畜肉品屠宰及加工未來依規定大小強制實施 HACCP 制度，其最終法案於 7 月 18 日確定。

二、目前 HACCP 利用情況

為目前仍之有效之食品危害管制方法，專業機構極推薦優於傳統的微生物控制方法。

將重點集中在控制與食品有直接影響的因素上，包括從原料……至消費者，每個重要管制點。美國農業部、FDA 等大力推廣，台灣有關單位亦同。

主要在防止問題產品的產生，及達到徹底解決問題之目的：

1. 安全的食品。

2. 衛生的食品與工廠。

3. 完全得經濟效益。

三、系統定義

HACCP 之優於傳統的微生物控制方法，乃在於它不仰賴傳統式的稽查（inspection）方法與最終產品檢驗等局部性且被動的管制，而是系統化地將重點集中在控制與食品安全有直接影響的因素上。此控制系統包括從原料開始至消費者手中的每個重點管制，它能使食品公司有效地利用其資源於危害管制上。

所以 HACCP 主要在防止問題產品之發生，以及達到徹底解決之目的。定位於能找出產品與生產過程之主要危害點，並給予防止、監控及記錄的良好品管制度，並考慮到萬一產品有問題時，應如何回收，以減少可能的傷害。

（一）定　義

自 HACCP 觀念被提出後至今已有二十多年，這其間經過一些演進使各方專家對 HACCP 系統之細節及相關名詞定義漸漸有一些共識。一般而言，HACCP 分為兩部分：危害分析（Hazard Analysis）及重點管制（Critical Control Point）。

1. HACCP：為一鑑定危害且含有預防方法以控制這些危害之系統。

2. 危害（hazard）：病原菌或腐敗菌造成不可容許的污染或生長，或微生物代謝物於食品中生成或存留。

3. 危害分析：就整個生產過程中予以分析鑑定可能造成上述污染物的原料、加工及運銷過程，並評估危害的機會，即危險性（risk）。

4. 重點管制（critical control point, CCP）：任何可能的場所、操作、步驟或成品處理，在這些地方若予以管制，則可明顯地降低去除危害。

5. 控制界限（critical limit）：為重要控制點（CCP）上，為確保控制危害，其預防措施需達到的標準。

6. 監測（monitor）：執行預定計畫之觀察或測試以評估 CCP 是否在控制之下。

7. 矯正措施（corrective action）：當監測結果顯示 CCP 失控時，所應採取的措施。

（二）優　點

1. HACCP 系統著重製程管理，強調事前監控重於事後檢驗。
2. 展望 HACCP 系統於食品工業之應用能延伸至配料生產販售之源頭管理及過期、瑕疵品之處置及流通管理。

四、HACCP 系統組成要素

（一）HACCP 系統七大原理

1. 分析危害因素及評估危害之嚴重性與發生機率。
2. 決定重要管制點。
3. 建立每一重要管制點之管制錯失與管制界限。
4. 建立每一重要管制點的監視系統。
5. 建立異常的補助措施。
6. 建立確認 HACCP 系統之方法。
7. 建立適切的紀錄及文書檔案。

（二）HACCP 計畫建立十二步驟

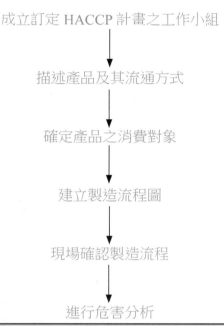

成立訂定 HACCP 計畫之工作小組

↓

描述產品及其流通方式

↓

確定產品之消費對象

↓

建立製造流程圖

↓

現場確認製造流程

↓

進行危害分析

1.鑑定出製程中可能發生危害之步驟		
2.列出該步驟之所有危害		
3.列出控制危害之防範措施		
1.步驟	2.可能之危害	3.防範措施

運用 CCP 決定樹判定是否為 CCP 或其類別

↓

建立每一 CCP 之目標界線及管制界線

↓

建立每一 CCP 之監視系統

↓

建立異常之矯正措施

↓

確認 HACCP 系統

↓

建立適切之記錄及文書檔案

五、危害分析重點控制（HACCP）系統之建立

茲將建立 HACCP 系統之步驟以及七大要素之應用解釋於下。

1. 決策層級之決心與承諾，並成立 HACCP 小組

實施 HACCP 控制系統並非口號、趕時尚、或一朝一夕即可成就之事，而是需有上級主管之堅定信念始得持之以恆發揮功效。同時應指定負責人即成立 HACCP 小組負責 HACCP 系統之建立及推動。此小組之成員不應只來自品管部門而是由該產品及製程相關之各部門代表所組成，例如包括工程、生產、衛生管理、食品微生物等人員；尤其是應有製造現場之工作人員，因其較清楚現場作業之各種變異與限制，而且是未來真正落實 HACCP 控制之人。HACCP 小組之成員在開始建立 HACCP 系統前，應先經過 HACCP 訓練。HACCP 小組可借助外來之顧問來建立 HACCP 系統，但不應完全依賴外來專家，因此建立之 HACCP 系統可能不完全且不切實際。

2. 描述產品以及貯運方法

每個產品應個別建立 HACCP 系統。HACCP 小組必須先充分描述該產品，包括成分、配方等。另外亦應描述產品之貯運方式是冷凍、冷藏或常溫，同時也應考慮在貯運中及消費著手上溫度受虐（temprature abuse）之可能性。

3. 確定該產品預定之用法用途以及消費對象

此應基於消費者之正常使用情形。消費對象有如：一般大眾或特定消費群（如：老人、嬰兒、病人等）。

4. 建立加工流程圖

HACCP 小組應負責構建製造流程圖力求正確清楚。HACCP 小組將利用此圖進行後續步驟。此圖至少納入該場所可掌握的步驟，另外亦可包含進入該廠前以及出了該廠所無法掌控的流程以供參考。為求簡單明瞭，流程最好以文字表之，而不要使用工程符號。

5. 現場確認製造流程

將流程圖與現場作業相互對照，以確認其正確性及完整性，有缺失時應加以修正。

6. 進行危害分析（第一要素）

列出此製程中顯著危害可能發生的步驟，以及描述其可使用的預防控制方法。

HACCP 小組根據正確的流程圖，列出顯著危害可能產生的加工步驟。可成為顯著危害者必須是此危害之預防、減量或完全除滅是達到產品安全所必須的。對可能產生危害之際，HACCP 小組必須考慮可使用之預防方法。有十一個危害需有一個以上之預防方法來控制，有時一個預防方法則可控制一個以上的危害。

在作危害分析時，可藉設想一些問題以及根據這些問題所尋找之答案來判斷危害種類及危害發生之可能性及其嚴重性。評估危害發生之可能性通常靠經驗，流行病資料、文獻資料等。而危害之嚴重乃只危害造成人體健康或性命危害之嚴重程度。

HACCP 小組應決定那些危害是顯著的或是有意義的，且應於 HACCP 計畫中予以處理的。在做這些決定時，HACCP 小組內可能會有一些爭辯或不同意見，甚至在專家之間對危害的危險性（即發生之可能性）都會有不同看法。但經充分討論，且參考專家提供之意見後，應可做出決定。

在作危害分析時，應將安全考量與品質考量清楚劃分。目前一般的看法是 HACCP 計畫應只考量安全方面，但對品質方面之控制亦可用 HACCP 之原則，只是名稱不宜稱做 HACCP。

完成危害分析時，每個加工步驟可能出現之顯著危害與控制危害的方法一起列出而作成表如下：

步驟	危害鑑定	預防（控制）方法
蒸煮	腸內病原菌	充分煮熟以殺滅腸內病原菌

7. 製程中CCP之判定（第二要素）

　　一個 CCP（重要管制點）乃指一個點、步驟、或程序，若施以控制，則可預防、去除或減低食品安全危害至可接受之程度。所有 HACCP 小組在做危害分析時所鑑定出之顯著危害均應判定出適當的CCP來控制。

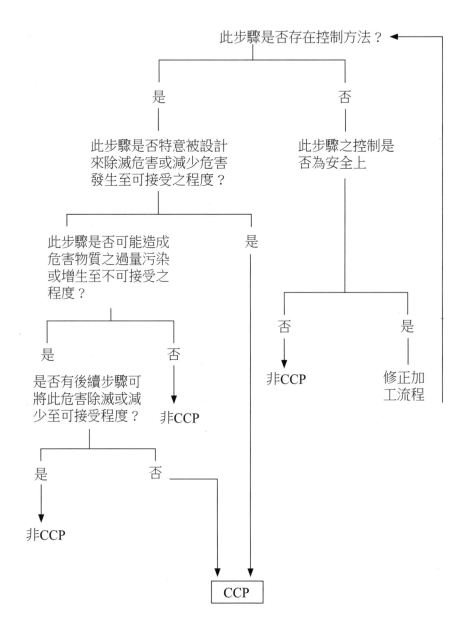

圖14-1　CCP 判定樹（FAO/WHO, 1993）

　　HACCP 小組在判定 CCP 實可利用前面危害分析時所得的資料，以及判定樹的運用來幫助製程 CCP 之判定。根據 FAO/WHO（1993）所建議之 CCP 判定樹其結構如圖 14-1。

　　若某步驟之危害必須控制而卻不存在控制方法，則應變更流程，否則就不應該生產該產品。CCP 是位於必須將危害預防去除，或降減至可接受量的地方。常見的 CCP 有：烹煮、熱存、冷卻、冷藏、內包裝、氧化等。同樣一種食品在不同工廠或廠房生產製造，不見得會有一樣的危害發生率及一樣的 CCP。這可以是由於不同的配置、設備、原料或製程而導致的。固然產品之 HACCP 模式計畫可做參考，但在建立工廠自己的 HACCP 計畫時務必依自己特有的情況考量來建立適合自廠使用的 HACCP 計畫。除了 CCP 外，其他有關非安全方面的問題，可以 CP（控制點）來控制。但美國國家食品微生物標諮詢委員會（NACMCF）不建議將此例列入計畫中。

8. 建立每個 CCP 預防方法的控制界限（critical limits）（第三要素）

　　控制界限乃只為達到控制 CCP 所必須符合的控制標準。有的 CCP 可能存在一個以上的控制預防方法，每個預防方法接應建立其控制界限。例如：溫度、時間、大小、濕度、水分、水活性、可滴定酸、鹽濃度、有效氯、稠度、防腐劑、氣味、質地、外觀等皆應有其必須達到的標準。這些控制界限的建立有的可參考法規標準或指引、文獻資料、專家建議或設計實驗來探討訂定。業者應請適任的專家驗證其所建立之控制界限確實可控制所鑑定之危害。

　　以酸化飲料為例說明。酸化飲料製程之加酸步驟為一 CCP；若酸料添加不夠，則產品可能變成加熱不足，且可導致產孢病原菌之生長。此 CCP 之預防指施為加酸降低 pH，控制界限為 pH 不高於 4.6。但在某些情況下，由於加工之變異，可能需要設定目標界限（target level）以確保符合控制界限（critical limit）。例如烘烤加熱為一危害預防措施，其控制界限為產品之中心溫度需達至 71 ℃ 時之溫度變異為 ±3 ℃，則烤箱溫度之目標界限應比 74 ℃（71＋3）高，以使產品產品受熱至少在 70 ℃ 以上。

　　茲再舉一例說明控制界限之設定。牛肉餅的烹煮為一 CCP，其控制界限可

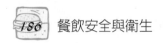

為：

肉餅中心最低溫度：（例）63 ℃

烤箱溫度：　　　℃

時間：　　分（或輸送帶速度：　　　rpm）

肉餅厚度：　　公分

肉餅成分：（例）全牛肉

烤箱濕度：　　% RH

　　此烹煮步驟主要來殺滅長存在牛肉餅內之營養細胞病原菌。可影響殺菌效果的因素如：時間、溫度、肉餅厚度等皆應設定控制界限。而此控制界限之建立亦應收集牛肉餅中最可能含菌量之正確資料以及其耐熱資料。

9. 建立方法來監測每個 CCP 以確保 CCP 維持在控制之下（第四要素）

　　監測（monitoring）乃唯有計畫的觀察及量測 CCP 之控制是否符合控制界限，並且作成準確的控制記錄以做為確認之用。監測事實上是有三層功用。首先，監測可得知一個 CCP 正走向失控的趨勢，而使能於真正偏離發生前給予調整回歸正常；監測當然應採取矯正措施了；最後是，監測提供書面記錄可供確認 HACCP 計畫之用。

　　成為一個好的監測方法必須是其監測頻率為 100 % 連續式監測，而且監測結果立即顯示。但很多情況下，監測無法全部都如此完美。在非連續式監測下，其監測頻率應足以確保能即時發現失控。監測方法一般有觀察、官能檢查、物理、化學，以及微生物檢驗方法。觀察及官能檢查雖看起來簡單，但卻是常用且有效的方法；但應注意實施時亦需先事先計畫，並非一般巡視或走馬看花。物理與化學方法通常較客觀，且快速，適合連續式監測；例如低酸性罐頭之殺菌時間與溫度之記錄則為連續式的物理方式，而酸化食品汁 pH 值測定則為化學方法。微生物檢驗方法較費時，即使快速檢定方法亦常需數小時，對講求時效的監測目的，實非為一有效的監測方法。只有兩種情形下，微生物檢測為可用的方法。一

種是原料未知其生產製造之品管情形，且原料可予貯存以等待檢驗結果，一種是產品之對象為體弱者（如：嬰兒、老人、病人等）。

實施監測之責任通常是賦予特定之生產線上人員，或品管人員。這些人員必須訓練以監測技術，瞭解監測目的與重要性，並公正執行監測及準確報告監測結果。負有監測任務之員工見及異常現象或已偏離控制界限時，應立即報告使能即時調整或採取矯正措施。執行監測人員及檢閱監測結果之幹部皆應於監測結果上簽名，以示負責。

10.建立 CCP 失控時之矯正措施（第五要素）

HACCP 系統雖是設計來預防所鑑定出之危害不會發生，但並不是在執行時是這麼理想完美無缺。有時會因不可預知的原因而使 CCP 之控制發生偏離。故應事先建立矯正措施計畫使能於偏離控制界限時用來：①決定不合格產品之處理，②矯正偏離原因以確保 CCP 在控制之下，③記錄所採取的各種矯正行動。由於不同食品汁製造有其不同之 CCP，而且偏離又可能不同，故應對每個 CCP 建立其個別之矯正措施。所採取的矯正措施需足以使 CCP 回復至控制之下。負責採取矯正之人員必須對該製程、產品及 HACCP 計畫中予以書面化。

在 FAO/WHO 之指引中，矯正措施包括了 CCP 未失控前，但已有失控趨勢時所採取的步驟，以及 CCP 已真正偏離控制界限時所採取之動作；而美國 NACNCF 指引中則將前者歸於監測中，而只將後者歸於矯正措施中。建議按照 AFO/WHO 之指引。故矯正措施亦包括了 CCP 未失控前之及時矯正。而當偏離真正發生時，工廠應滯留產品等待完成矯正措施及分析。若需要，則可諮詢食品安全專家或衛生主管來決定是否需其他檢測及產品處理方法。

發生偏離之批次及所採取之矯正行動必須予以記錄於 HACCP 記錄中，並保存至產品價受其再一段合理的時間。

11.建立 HACCP 系統實施情形之書面記錄檔案（第六要素）

所建立之 HACCP 計畫及相關記錄必須存檔於工廠內。通常這些記錄將包括：

⑴HACCP計畫書

    a.HACCP小組成員及職責。

    b.產品描述及預定用途。

    c.標示有CCP之完整製造流程圖。

    d.與每個CCP相關的危害及其預防措施。

    e.控制界限。

    f.監測系統。

    g.控制界限偏離時或防止其偏離之矯正措施。

    h.記錄程序。

    i.HACCP系統之確認程序。

上述d至I項可予以表格化

加工步驟	危害	CCP	預防措施及控制界限	監測方法	矯正措施	記錄	確認

⑵HACCP計畫運作之記錄

以下為HACCP實施記錄之舉例：

A.原料

    a.供應商符合規格證明。

    b.業者對供應商之稽核記錄。

    c.溫度敏感原料之貯存溫度紀錄。

    d.有限壽命原料之貯存時間紀錄。

B.產品安全資料

    a.食品中障礙系統對安全確保效果的數據與紀錄。

    b.決定產品安全架售之數據與紀錄，如果產品之貯存時間可影響安全者。

c.殺菌專家所提供之加工製成適切性之資料。

C.加工製程

　　a.所有監測 CCP 之紀錄。

　　b.確認製程持續性適切性之記錄。

D.包裝

　　a.材質規格符合記錄。

　　b.封合規格符合記錄。

E.貯存與運送

　　a.溫度紀錄。

　　b.有紀錄顯示未有溫度敏感產品於架售期後仍出運之情形。

F.偏離及矯正措施記錄

G.HACCP 修正、驗效（validation），及核准修正之記錄

H.員工訓練記錄

12.建立確認步驟以證實 HACCP 運作正確（第七要素）

　　確認（verification）主要是以事後的角度，不需立即時效的方法收集輔助性的資料數據以印證 HACCP 計畫是否實施得當。下列四項工作為確認活動的主要範圍。

　　⑴用科學的方法確認 CCP 之控制界限令人滿意。這是較複雜的工作，需各相關領域的專業人員精心參與探討分析。此工作包括對所有控制界限的檢討來確認這些控制標準足以控制可能發生的危害。

　　⑵確認工廠 HACCP 計畫有效運作。一個有效運作的 HACCP 系統事實上不太需要抽樣檢驗產品，因為適當的防衛措施已建立於整個系統中。與其依賴終產品之抽樣檢驗，公司不知經常檢討其 HACCP 計畫，確認其HACCP 計畫在徹底實施中，審閱 CCP 記錄，以及確認 CCP 失控時採取了適當的矯正措施，做了正確的危害管理判斷。

　　⑶在其他稽查或確認工作之外，應定期做再驗效（revalidation）工作並記錄之，以確保 HACCP 計畫之正確。再驗效之工作乃由 HACCP 小組定期執

行及當製程、包裝、或產品有所改變時，使得 HACCP 計畫需修正時，亦應行再驗效。再驗效工作包括現場重閱並確認所有 HACCP 計畫中之流程圖與 CCP 之正確性。必要時 HACCP 小組應修改HACCP計畫。

⑷外部工廠 HACCP 實施情形之稽核（如政府機構）以確保工廠 HACCP 實施狀況令人滿意。

六、HACCP 的應用實例

1. 冷凍食品之危害因素分析

	危害因素
1. 蔬果種植	農藥、重金屬、腸道性細菌污染
2. 水產養殖作業	藻類毒素— Saxitoxin, Dinophysis
3. 畜體屠宰作業	沙門氏菌、大腸桿菌污染
4. 水畜產動物	針頭、魚刺、疾病、鮮度
5. 加工調理作業	溫度—時間，與食品接觸之機械及器具表面之清潔度，工作人員之衛生，作業環境之衛生，調理用水，化學藥劑殘留，異物與病媒。
6. 包裝作業	內包裝容器之衛生與安全，包裝人員之衛生，作業環境之衛生，溫度與時間。
7. 凍藏、運輸與銷售	溫度—時間，包裝容器之完整

HACCP 作業步驟係：

測出食品鏈中原料、加工設備及環境、產品銷售管道及消費者可能不正確食用等，可能影響安全與品質之潛在的危害因素，分析及評估危害嚴重性。

危害之定義為有不能接受的食物中毒或腐敗微生物污染，生長或存活；或有不能接受的微生物代謝物（例如毒素、酵素、生物胺）產生或存在。

2. 冷凍調理食品加工流程之主要管制點實例

★冷凍雞塊之製程及其主要管制之判定：

A 裏漿材料 → B 混合 → A 冷藏雞胸肉 → C 成型 →
C 裏漿 →C 裏麵包屑 →C 油炸 →C 冷卻 → D 冷凍 →
金屬檢測 → E 包裝 → 凍藏

原料之危害等級

⑴雞胸肉：第 5 級（∵大腸桿菌、沙門氏菌）。

⑵裏　漿：第 5 級（∵沙門氏菌）。

⑶麵包屑：第 2 級。

⑷調味料：第 2 級。

主要管制點：

A：原料之管制與儲藏溫度與環境。

B：設備與人員之衛生管制。

C：設備與人員之衛生管制，以及時間—溫度管理。

D：設備與人員之衛生管制，以及冷凍作業前之滯留時間。

E：設備與人員之衛生管制，以及時間—溫度管理以及空氣落菌數控制。

表 14-1　Tetra Pak 包裝牛乳之 HACCP 系統

流程	危害分析	管制	監控	確認
生乳	長時間貯存會有低溫菌的生長,產生耐熱性酵素,無法藉 UHT 加熱抑制活性,影響成品品質	貯存之生乳需保持在 7℃ 以下建立在貯存溫度之最長期限。不可供殺菌乳使用建立清洗、消毒時間表	測量並記錄貯存溫度。目視檢查是否清洗消毒乾淨	
清淨	去除體細胞和殘渣			
均質	滅菌前均質者,非 CCP			
滅菌	微生物殘存,設備清洗不乾淨、殺菌體有針孔或裂縫等殺菌後污染	壓力、溫度和流速是UHT加工最重要的控制點。分流閥正常運作使用前先經 140℃、30 分鐘之熱處理	應測量並記錄溫度、流速和壓力。檢查 FDV 是否正常。定期拆卸目視檢查	主溫度計要定時校正
均質	滅菌後均質者,均質機需維持無菌性,以避免後污染	設備之設計要避免污染		
冷卻	如有裂縫會造成後污染	加工前先滅菌	定期拆卸檢視採用特殊染料還原試驗	
充填和無菌包裝	空氣、水、包裝材料等,如未有效處理,會致成品受污染	與其他區域隔離,充填空間並應保持正壓以減少污染。與產品接觸之水、空氣及包裝容器等均需滅菌	經清洗後檢查表面和封合頭的乾淨程度	包裝容器滅菌效果可以挑戰試驗確認。封合完整性可以染色試驗確認。整個作業之無菌性以成品保溫確認

資料來源:食品產業透析,第 2 卷第 3 期,P11

表 14-2　冷藏的真空調理肉製品之 HACCP 系統

流程	危害分析	管制	監控	確認
原料肉	腐敗/病原性細菌的存在，如沙門氏菌、李斯特菌和肉毒桿菌	肉之乾淨度	目視檢查：如肉變色或變味，進行微生物分析	
原料肉貯存	腐敗/病原菌之生長；原料之交叉污染	溫度控制貯存條件之衛生	原料肉溫度之測量；貯存室之溫度及相對濕度；目視檢查貯存溫度	
調配	設備和操作人員的污染；腐敗/病原菌的生長；充填時間延遲	設備及人員的衛生；溫度控制；預期充填時間延遲時，貯存溫度應為1-2℃	肉品溫度之測量：目視檢查工作環境的乾淨程度，目視檢查作業人員之衛生習慣，加工區域之溫度（10±1℃），產品配方、水活性、pH值之測定	
產品充填充填封合	病原菌的污染及生長	設備及人員的衛生；溫度控制，包裝、充填和封合作業	目視檢查設備、環境及人員之衛生狀況（10±1℃），包裝帶之完整性，充填量、真空度、封合程度之測量	
產品殺菌及冷卻	產孢及非產孢病原菌的殘存和生長；產品受到腐敗和病原菌的後污染	殺菌及冷卻之溫度及時間控制，包裝袋的完整性		溫度計之校正；產品之中心溫度
裝箱運輸貯存	殘存病原菌生長；腐敗和病原菌的後污染	溫度和時間的控制		

資料來源：食品產業透析，第 2 卷第 3 期，P12

★ 供餐系統的危害分析管制點

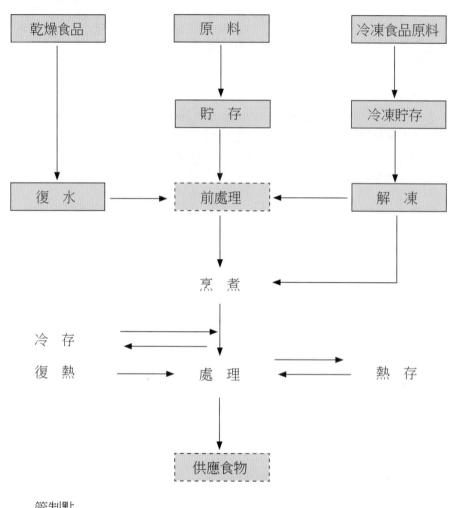

管制點

　　　　　　：溫度—時間管理

　　　　　　：原料管理貯存

　　　　　　從業員管理

　　　　　　：容器、設備管理

雖然起初 HACCP 觀念之發展是為了控制加工食品之危害，但後來這個觀念也被廣泛用在餐飲業的衛生作業上。事實上餐飲業本身的特性使得 HACCP 之應用更為需要。此因餐飲業有數十至上百種菜單致使食物處理系統更加複雜，工作人員之教育程度與技術訓練亦不具有食品工廠人員要求高。另外餐飲業亦不具有像食品工廠的食品工廠的品質管制實驗室來評估產品的安全性。餐飲業所能靠的就是食品的外觀與氣味來判斷其品質與安全性，這當然非可靠之法。而 HACCP 乃是注重製程的管制而非產品的檢驗，故欲控制餐飲業之微生物危害，業者比一般食品工廠更需徹底地應用此 HACCP 之觀念。

表 14-3　美國於 1973-1982 年造成餐飲業 660 件中毒的主要因素

造成因素	件數	百分比
冷卻不當	366	55.8
食物製備後超過 12 小時以上才食用	203	30.8
帶菌員工污染食品	160	24.2
復熱不當	130	19.7
熱存不當	107	16.2
生鮮原料/配料遭受污染	58	8.8
食物得自不安全的來源	42	6.4
設備器皿清洗不當	38	5.8
交叉污染	31	4.7
食用剩餘菜餚[b]	31	4.7
烹煮不當	29	4.4
有毒容器／管路	23	3.5
添加物過量（例：味）	13	2.0
添加物	9	1.4
解凍不當	6	0.9
用水污染	2	0.3
餐具不潔	1	0.2
誤食	1	0.2

a.由於中毒事件常由多種因素共同造成，故百分比總和超過 100
b.存放 12 小時以上

第四節　HACCP制度與傳統衛生管理比較

一、傳統衛生管理

1. 係以最終產品檢驗（final products test）為主之管理方式，即侷限於食品工廠內「從原料驗收至最終產品出貨」之食品製造加工過程管理。
2. 必須花費相當之時間與龐大人力、費用於產品檢驗。
3. 於檢驗結果（例如，微生物檢測）出來以前，產品可能已經被消費者攝食而以起食品中毒等危害人體健康。
4. 發生食品衛生問題時，對流通市面產品部得不以回收或其他處置而造成廠商成本與商譽嚴重損失。
5. 雖然最終產品檢驗出危害之結果，但無法明確判定污染之製程或場所等原因。
6. 為事後之補救措施，很難防止重複之製程疏失而造成同樣食品危害。

二、HACCP 管理制度

1. 係以全部製程管理（total process control）為主之重點管理方式，涵蓋「從食品之源頭管制，即飼養、栽培等最初生產階段開始直到消費者攝食為止」之所有食品生產流通一貫體系管理。亦即為從農場至餐桌管理（from farm to table，簡稱FFTT）。但最終產品檢驗則可供為確認之一部分工作。
2. 不但可以節省人力、成本，並且能夠有效利用資源。
3. 對於微生物污染造成之食品中毒等，較能有效掌控及防止。
4. 經危害之評估分析，於製程利用明確重點之管理手法，確保產品安全性，提升業者之衛生管理水準。

5. 強調以「製程監控」之事前預防管理制度，可以有效抑制食品各種污染或危害發生，而非僅僅以「最終產品之檢驗」之事後補救為管理方式。

6. HACCP 之自主管理體系會依食品種類、特性之食品工廠不同而有顯著差異。

7. 因其食品安全信賴保證之事實，可作為國際間食品相互認證之共通管理基準。

三、HACCP 與 FGMP 之關係

HACCP 與現行的優良作業規範如 GMP、CAS 認證制度，其出發點相同且內容多有重疊。

GMP 等良好作業規範是食品業者為確保食品衛生與安全所必須遵守的規範，其注意的範圍相當廣泛，HACCP 則以完全保障食品安全衛生為考慮而發展出來，同時強調「事前預防」之概念，但其範圍較窄，凡不涉及食品安全的管制項目，譬如檢驗成品最終重量，並不包括在其監控項目中。

HACCP 是可預防食品遭受污染的方法之一，食品業者如果能就自己產品的性質和用途，經危害分析後，在其製程中選定幾個重要管制點來加強管制，則能更有效確保食品的安全衛生，將不必經由政府稽查、抽驗，即可對消費者宣稱自己有適當的措施來確保食品安全，讓消費者產生安心與信任感。

總之 HACCP 與 GMP 是相輔相成的，HACCP 是在已有良好作業規範前提下所定出來的系統，如果未先實施良好作業規範，則可能會有很多的重要管制點，反而分散注意力，根本無法有效監控，導致產生沒效果。HACCP 與 GMP 可以同時推動，兩者都是可以確保食品衛生安全的管理系統。

第五節　良好衛生規範（GHP）

　　例如「黑心食品」的檢測，政府有一套管理機制運作，包括賣場產品的標示抽查、抽驗以及生產源頭的管理。賣場產品的標示抽查及抽驗屬於產品上市後的管理，但可能化驗結果合格，仍不知道生產時的衛生條件；也可能等到不合格的檢驗報告出來時，產品早銷售出去。如果缺乏源頭管理，同一製造商今天檢驗合格的產品，明天不一定合格，因為今天和明天，是分兩批次做的。政府不可能每天把市面上所有食品拿來檢驗，這也是先進國家及國際組織一再強調不應採行的作法。

　　根據食品衛生管理法第四章「食品業衛生管理」第二十條的第一項規定，衛生署在 2000 年 9 月訂定「良好衛生規範」GHP。針對食品的管理，應比照「藥品」的管理方法，採從生產源頭來管理。在食品業，依據食品衛生管理法稱為：良好衛生規範 GHP（即英文 Good Hygienic Practice 的縮寫），針對所有製造、加工、調配、包裝、運送、貯存、販賣的場所，像是工廠、加工業者、大賣場、餐廳等，都要執行符合衛生要求的自主性管理制度。藥廠從生產源頭開始，就要求所有進入工廠的原料加以記錄，加工過程需經相關管理機構認可並詳加紀錄，而且政府會不定期派員查廠，嚴重違反 GMP 的藥廠，甚至會遭停業處分。食品也要像藥品一樣推行 GMP 或 GHP，從源頭做好管理，就不必在市面上不斷地做抽驗動作。但是藥品 GMP 是強制業者必須參加，而目前由經濟部工業局所推動的食品「GMP」標章，是由食品工廠自願參加，而非法律規定強制實施。這些食品工廠基本上已符合衛生署要求的 GHP，只是衛生署並不發給 GHP 標章，就像藥品不會有 GMP 標章一樣。

　　消費者應選擇 GMP 或 GHP 廠商的產品，讓好的業者獲得肯定，更願意主動實施 GMP 或 GHP。此外，「CAS」是由行政院農業委員會推動的產品標章，類似食品「GMP」標章，但也必須達成衛生署 GH P標準，同時是使用台灣本地原料的農產加工品，才有資格申請此標章，民眾可以安心選購。

一、餐飲業者良好衛生規範

餐飲業者除應符合本規範第二章食品業者良好衛生規範一般規定外，並應符合下列相關專業規定。

餐飲業者作業場所：

㈠凡清潔度要求不同之場所應加以有效區隔。

㈡洗滌場所應有充足之流動自來水，並具有洗滌、沖洗及有效殺菌之三槽式餐具洗滌殺菌設施；水龍頭高度應高於水槽滿水位高度，以防水逆流污染；若無充足之流動自來水，必須供應用畢即行丟棄之餐具。

㈢前款之有效殺菌，係指下列任一之殺菌方式：

1.煮沸殺菌法； 2.蒸汽殺菌法； 3.熱水殺菌法； 4.氯液殺菌法； 5.乾熱殺菌法； 6.其他經中央衛生主管機關認可之有效殺菌方法。

㈣廚房應設有截油設施，並經常清理維持清潔。

㈤油煙應有適當之處理措施，避免造成油污及油煙污染不同場所及環境。

㈥廚房應維持適當之空氣壓力及合適之室溫。

㈦不設座之餐飲業者，其販賣櫃台應與調理、加工及操作場所有效區隔，以防制污染。

二、餐飲業者衛生管理

㈠凡以中式餐飲經營且具供應盤菜性質之觀光旅館之餐廳、承攬 學校餐飲之餐飲業、供應學校餐盒之餐盒業、承攬筵席之餐廳、外燴飲食業、中央廚房式之餐飲業、伙食包作業、自助餐飲業等，其雇用之烹調從業人員，自本規範公布後一年起應具有中餐烹調技術士證，其持證比例如下：

1.觀光旅館之餐廳：80 %。

2.承攬學校餐飲之餐飲業：70 %。

3.供應學校餐盒之餐盒業：70 %。

4.承攬筵席之餐廳：70 %。

5.外燴飲食業：70 %。

6.中央廚房式之餐飲業：60 %。

7.伙食包作業：60 %。

8.自助餐飲業：50 %。

㈡前述需持有中餐烹調技術士證之從業人員，應加入當地縣、市之餐飲相關公（工）會，並由當地衛生主管機關認可之公（工）會發給廚師證書。

㈢餐飲相關公（工）會辦理廚師證書發證事宜，應接受當地衛生主管機關之督導，如有違反事宜，當地衛生主管機關得終止認可。

㈣廚師證書有效期限為四年，期滿每次展延四年。申請展延者，應在該證書有效期限內接受各級衛生機關或其認可之餐飲相關機構辦理之衛生講習每年至少八小時。

㈤製備過程中所使用之設備與器具，其操作與維護應避免食品遭受污染，必要時，應以顏色區分。

㈥使用之竹製、木製筷子或其他免洗餐具，限用畢即行丟棄。共桌分食之場所應提供分食專用之匙、筷、叉。

㈦製備流程規劃應避免交叉污染。

㈧製備之菜餚，應於適當之溫度分類貯存及供應，並應有防塵、防蟲等貯放食品及餐具之衛生設施。

㈨餐飲業外購即食菜餚，應確保其衛生安全。

㈩廚房內所有之機械與器具應保持清潔。

(十一)供應生冷食品者應於專屬作業區調理、加工及操作。

(十二)生鮮原料蓄養場所應與調理場所有效區隔。

(十三)製備時段內廚房之進貨作業及人員進出，應有適當之管制。

(十四)外燴業者另應符合下列規定：

1.烹調場所及供應之食物應避免直接日曬、雨淋、接觸污染源，並應有遮掩設

施。

2.應有適當冷藏設備或措施。

3.烹調食物時，應符合新鮮、清潔、迅速、加熱與冷藏之原則。

4.烹調食物時，應避免交叉污染。

5.餐具應確實保持乾淨。

6.辦理逾二百人以上餐飲時，應於辦理前三日透過其所屬公（工）會向衛生局（所）報備，內容應包括委辦者、承辦者、辦理地點、參加人數及菜單。

(十五)伙食包作業者另應符合下列規定：

包作伙食前應透過其所屬公（工）會向衛生局（所）報備，內容應包括委包者、承包者、包作場所、供應人數。

第六節 5S 運動

起源於日本的 5S 運動，原本的目的是要讓工作場所的工具擺放有序、提升工作安全及效率，降低產品不良率。日本製造業因為推行成效良好，使得日本商品成為世界頂尖的代名詞，於是就有跨國大企業將 5S 推行到其他各地。

5S 是一項非常好的管理工具，它不但可以使管理變得具體化、生動化，更重要的是，它更能激起員工們對這項活動的興趣，因為，它是一種同時能滿足視覺與聽覺這兩種功能的一種管理方式。

何謂 5S 運動，若以羅馬拚音書寫，它的每個字都是以「S」為首字，因此稱為 5S。亦有人將 5S加上「安全」（Safety）或「微笑」（Smile）成為6S；或對5S重新定義為：「服務（Service）、「微笑」（Smile）、「速度」（Speed）、「安全」（Safety）、「專業」（Skill）。

其字面意義為：

1. 整理（Seili）：區分要與不要的東西，將需要與不需要者分類，並適當保存。

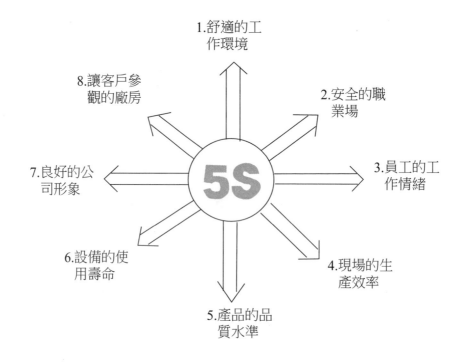

2. 整頓（Seiton）：將需要東西保持隨時可辨識及取得狀況，並加以定位。

3. 清掃（Seisou）：將看得到與看不到的工作場所清掃乾淨，清洗及消毒，保持整潔。

4. 清潔（Seiketsu）：貫徹整理、整頓、清掃，而使同仁工作效率提升。

5. 教養（Sitsuke）：宣導教育、制定責任區及責任，由內心發出養成遵守紀律，並且以正確的方法去做。

一、整　理

　　整理是 5S 的第一步驟，指的是丟掉工作場所中無用的、多餘的、不相關的東西。整理首先將物品分為工作上需要與不需要，儘可能將需要的項目分類減到最少，並放在方便取得的地方。在執行整理時要問下列幾個問題：工作可以簡化嗎？資料是否已經過時？是否已經將空間做有效的規劃？項目標示清楚嗎？是否經常處理垃圾？因為整理，工作得以簡化、空間能有效利用、物品得以審慎購

置。整理可以應用在幾個較典型的例子，如工作流程、不必要的工具、不用的機器、損壞的產品、文件和紙張。

二、整　頓

　　歸類是要將所有東西都就定位，此後要固定在那個地方。經常使用的東西要放在隨手拿得到的地方，所有項目都要標識清楚以方便找尋。工具、物品或物料放在正確的位置、要慎選與工作的關聯性和使用者操作的方便性，每一個品項要放在妥善保管的地方，保管地點必須要標示，能夠輕易辨識出此處所放的物品。倘若每個人可以快速取得物品，工作流程會有效率、工作人員也有生產率。

　　有一個歸類的例子，就是將東西分層放置，而不是一起塞進抽屜而已，使每個人都很清楚的看到有那些東西在使用中，用完後也方便放回去。

三、清　掃

　　清掃的基本信念是「每一個人都是守衛」，清掃包含工作場所清理的煥然一新。也就是說清掃必需是從上到下，從董事長到管理的員工，都要身體力行。

　　不論是在辦公室或是在公司裡，應規劃出個人負責的清掃區域。工作場所每一區要安排一位或一組人員來清掃。無一處沒整理乾淨。每個人要以訪客的眼光來看工作場所，讓人覺得乾淨留下美好印象。規劃時很重要的是，所指定的區域要很清楚，沒有不清楚或沒有指定的區域。除非每個人都由衷的負起責任，否則你所做的規劃將寸步難行。清掃不只是工作場所而已，還要擴展到公司外面；不只是辦公室而已，還要包括公共區域。

四、清　潔

　　5S 的第四步驟或清潔，有些翻譯成「標準化清潔」。包含個人要能訂定出

量測和維持清潔的標準。 清潔是反覆不斷的保持前面的三個 S：整理、整頓和清掃。因此它包含了個人的清潔區域與公司內外環境的清潔，實施清潔要從個人清潔做起。員工都應該有保持乾淨和整潔的習慣（從本身做起）。

五、教　養

5S 最後一個步驟是「教養」（Sitsuke，日本話），意謂「紀律」。紀律的目的是使事情能正確的執行，重要的是養成良好的工作習慣。訓練每一個人都知道該做什麼，也讓每一個人都有機會練習。破除不良的習慣並養成好習慣。

「教養」意指持續維持紀律與實施前面 4S，並把他視為生活方式。「教養」強調消弭壞習慣及維持好習慣。真正的教養一旦養成，個人就會隨時隨地自願性的維持清潔與紀律，而不用藉管理手法來提醒。

六、5S功能

1. 零浪費。
2. 零傷害。
3. 零故障。
4. 零不良。
5. 零換模。
6. 交貨零延遲。
7. 零抱怨。
8. 零赤字。

七、實施 5S 主要好處

1. 可以掌控整個工作樓層的情況，不只是員工的行為而已。

2. 對公司而言，花費不多。

3. 使員工的工作更容易，也更安全。

4. 增進日常的工作效率，並且不斷的改善。

5. 改善工作流程後，不但工作效率高，生產力也因此而提高。

6. 鼓勵前瞻性的探討，使問題和浪費發生前，得以防範在先。

7. 對於員工每天所面對的問題，提供實際的解決方法。

8. 與公司的其它措施相輔相成，譬如全面的預防措施、限時生產、污染防治、創造安全的環境與努力製造的風氣等。

第七節　法令與制度

　　我國食品行政管理有關機關，在中央由行政院衛生署，在地方由衛生局負責督導。其有關機關及執掌如下圖 14-2：

一、衛生署

1. 食品衛生管理法

　　在中央為行政院衛生署，在直轄市為直轄市政府，在縣市為縣市政府。食品衛生管理法最早於 1975 年 1 月 28 日公布，最近一次修正在 2002 年 1 月 30 日，計分七章共 40 條。

2. 食品衛生管理法子法（依據食品衛生管理法訂定的法令）

　　⑴食品衛生標準（依據第十條）。

　　⑵食品器具、容器、包裝衛生標準（依據第十條）。

　　⑶食品添加物使用範圍及用量標準（依據第十二條）。

　　⑷餐飲業者安全管制系統先期輔導作業規範（依據第二十條，於 2003 年 7 月 16 日修正發佈）。

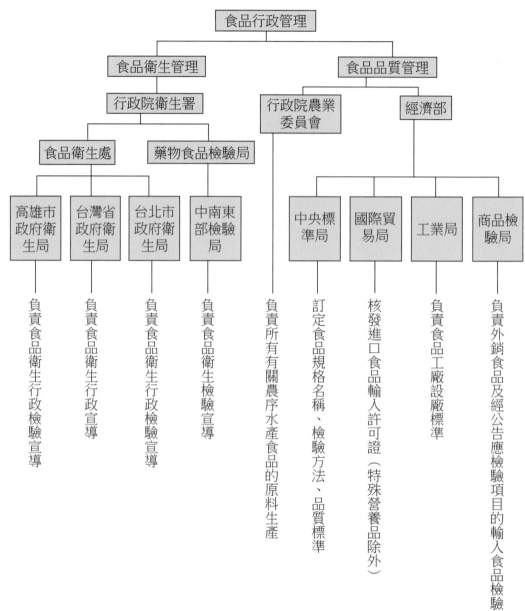

圖 14-2　我國食品行政管理有關機關及執掌

(5)食品業者製造、調配、加工、販賣、貯存食品或食品添加物之場所及設施衛生標準（依據第二十一條）。

(6)台灣省公共飲食場所衛生管理辦法（依據第二十四條）。

(7)食品衛生管理法施行細則（依據第三十七條）。

3. 其他相關法令

(1)學校餐廳廚房原生消費合作社衛生管理辦法。

(2)廢棄物清理法。

(3)水污染防治法。

(4)空氣污染防治法。

(5)醫療法。

(6)消費者保護法。

(7)食品相關規範及認證制度。

二、經濟部

1. 食品工廠建築及設備之設置標準。

2. 食品工廠之良好作業規範 GMP。

3. 商品標示法。

4. 中國國家標準 CAS

(1)行政院農業委員會：負責有關農畜水產品的原料生產，推動 CAS。

(2)地方政府規定。

(3)工廠自訂之各種作業規範或標準。

附錄一 食品良好衛生規範（Good Hygienic Practice, GHP）

2000 年 9 月 7 日

衛署食字第 0890014164 號函公告

壹、總則

一、本規範依食品衛生管理法（以下簡稱本法）第二十條第一項規定訂定之。

二、本規範適用於本法第七條所定之食品業者。

食品工廠之建築與設備之設置應符合食品工廠之設廠標準外，並應符合本規範之規定。

三、本規範為食品業者製造、加工、調配、包裝、運送、貯存、販賣或食品添加物之作業場所、設施及品保制度之管理規定，以確保食品之衛生、安全及品質。

四、本規範用詞定義如下：

㈠原材料：係指原料及包裝材料。

㈡原料：係指成品可食部分之構成材料、包括主原料、副原料及食品添加物。

㈢主原料：係構成成品之主要材料。

㈣副原料：係指主原料和食品添加物以外之構成成品的次要材料。

㈤食品添加物：係指食品在製造、加工、調配、包裝、運送、貯存等過程中，用以著色、調味、防腐、漂白、乳化、增加香味、安定品質、促進發酵、增加稠度、增加營養、防止氧化或其他用途而添加或接觸於食品之物質。

㈥應：係指所陳述者者為必要條件。

㈦內包裝材料：係指與食品直接接觸之食品容器，如瓶、罐、盒、袋等，及直接包裹或覆蓋食品之包裝材料，如箔、膜、紙、蠟紙等。

(八)外包裝材料：係指未與食品直接接觸之包裝材料，包括標籤、紙箱、捆包材料等。

(九)半成品：係指產品再經後續之製造或包裝、標示等過程，即可製成成品者。

(十)成品：係指經過完整的製造過程並包裝標示完成之產品。

(土)食品作業場所：包括食品之原材料處理、製造、加工、調配、包裝及貯存場所。

(圭)清潔：係指去除塵土、殘屑、污物或其他可能污染食品之不良物質之清洗或處理作業。

(圭)消毒：係指以符合食品衛生之有效殺滅有害微生物方法，但不影響食品品質或其安全之適當處理作業。

(圅)外來雜物：係指在製程中除原材料外，混入或附著於原料、半成品、成品或內包裝材料之物質，使食品有不符衛生及安全之虞者。

(圭)病媒：係指會直接或間接污染食品或媒介病原體之小動物或昆蟲，如老鼠、蟑螂、蚊、蠅、臭蟲、蚤、蝨及蜘蛛等。

(夫)有害微生物：係指造成食品腐敗、品質劣化或危害公共衛生之微生物。

(圭)防止病媒侵入設施：以適當且有形的隔離方式，防範病媒侵入之裝置，如陰井或適當孔徑之柵欄、紗網等。

(大)衛生管理專責人員：係指依本法第二十二條公告之食品工廠依規定應設置之衛生管理人員及其他食品業者依本規範應設置負責衛生管理之人員。

(丸)檢驗：包括檢查與化驗。

(宇)食品接觸面：包括直接或間接與食品接觸的表面，直接的食品接觸面係指器具及與食品接觸之設備表面；間接的食品接觸面係指在正常作業情形下，由其流出之液體會與食品或直接與食品接觸面接觸之表面。

(亖)適當的：係指在符合良好衛生作業下，為完成預定目的或效果所必須的（措施等）

(亖)水活性：係指食品中自由水之表示法，為該食品之水蒸氣壓與在同溫度下

純水飽和水蒸氣壓所得之比值。

㈢標示：係指於食品、食品添加物或食品用洗潔劑之容器，包裝或說明書以及食品器具、食品容器、食品包裝之本身或外表用以記載品名或說明之文字、圖畫或記載。

㈣隔離：係指場所與場所之間以有形之方式以予隔開者。

㈤區隔：係指較廣義的隔離，包括有形及無形之區隔手段。食品作業場所之區隔得以下列一種或多種方式予以達成，如場所區隔、時間區隔、控制空氣流向、採用密閉系統或其他有效方法。

㈥食品製造業者：係指具有工廠登記證之食品工廠及免辦工廠登記之食品製造業。

㈦食品工廠：係指具有工廠登記證之食品製造業者。

貳、食品業者良好衛生規範一般規定

五、食品業者建築與設施

㈠食品作業場所之廠區環境應符合下列規定：

1.地面應隨時清掃，保持清潔，不得有塵土飛揚。

2.排水系統應經常清理，保持暢通，不得有異味。

3.禽畜、寵物等應予管制，並有適當的措施以避免污染食品。

㈡食品作業場所建築與設施應符合下列規定：

1.牆壁、支柱與地面：應保持清潔、不得有納垢、侵蝕或積水等情形。

2.樓板或天花板：應保持清潔、不得有長黴、成片剝落、積塵、納垢等情形。

3.出入口、門窗、通風口及其他孔道：應保持清潔，並應設置防止病媒侵入設施。

4.排水系統：排水系統應完整暢通，不得有異味，排水溝應有攔截固體廢棄物之設施，並應設置防止防止病媒侵入設施。

5.照明設施：光線應達到一百米燭光以上，工作枱面或調理枱面應保持二百米燭光以上；使用之光源應不致於改變食品之顏色；照明設備應保

　　持清潔，以避免污染食品。

　　6.通風：應通風良好無不良之氣味，通風口應保持清潔。

　　7.配管：配管外表應保持清潔，並定期清掃或清潔。

　　8.場所區隔：凡清潔度要求不同之場所，應加以有效區隔及管理。

　　9.病媒防治：不得發現有病媒或其出沒之痕跡，並應實施有效之病媒防治措施。

　　10.蓄水池：蓄水池（塔、槽）應保持清潔，每年至少清理一次並做成紀錄。

㈢凡設有員工宿舍、餐廳、休息室及檢驗場所或研究室者，應符合下列規定：

　　1.應與食品作業場所隔離，且應有良好之通風、採光及防止病媒侵入或有害微生物污染之設施。

　　2.應有專人負責管理並經常保持清潔。

㈣廁所應符合下列規定：

　　1.廁所設置地點應防止污染水源。

　　2.廁所不得正面開向食品作業場所，但如有緩衝設施及有效控制空氣流向以防止污染者，不在此限。

　　3.廁所應保持清潔，不得有不良氣味。

　　4.應於明顯處標示「如廁後應洗手」之字樣。

㈤用水應符合下列規定：

　　1.凡與食品直接接觸及清洗食品設備與用具之用水及冰塊應符合飲用水水質標準。

　　2.應有足夠之水量及供水設施。

　　3.使用地下水源者，其水源應與化糞池、廢棄物堆積場所等污染源至少保持十五公尺之距離。

　　4.蓄水池（塔、槽）應保持清潔，其設置地點應距污穢場所，化糞池等污染源三公尺以上。

5.飲用水與非飲用水之管路系統應完全分離，出水口應明顯區分。

(六)洗水設施應符合下列規定：

1.洗手及乾手設備之設置地點應適當，數目足夠，且備有流動自來水、清潔劑、乾手器或擦手紙巾等設施。必要時，應設置適當的消毒設施。

2.洗手消毒設施之設計，應能於使用時防止以清洗之手部再度遭受污染，並於明顯位置懸掛簡明易懂的洗手方法標示。

(七)凡設有更衣室者，應與食品作業場所隔離，工作人員應並有個人存放衣物之箱櫃。

六、食品業者衛生管理

(一)設備與器具之清洗衛生應符合下列規定：

1.食品接觸面應保持平滑、無凹陷或裂縫，並保持清潔。

2.用於製造、加工、調配、包裝等之設備與器具，使用前應確認其清潔，使用後應清洗乾淨；已清洗與消毒過之設備和器

3.設備與器具之清洗與消毒作業，應防止清潔劑或消毒劑污染食品、食品接觸面及包裝材料。

(二)從業人員應符合下列規定：

1.新進從業人員應先經衛生醫療機構檢查合格後，始得聘僱。僱用後每年應主動辦理健康檢查乙次。

2.從業人員在Ａ型肝炎、手部皮膚病、出疹、膿瘡、外傷、結核病或傷寒等疾病之傳染或帶菌期間，或有其他可能造成食品污染之疾病者，不得從事與食品接觸之工作。

3.新進從業人員應接受適當之教育訓練，使其執行能力符合生產、衛生及品質管理之要求，在職從業人員應定期接受有關食品安全、衛生與品質管理之教育訓練，各項訓練應確實執行並作成紀錄。

4.食品作業場所內之作業人員，工作時應穿戴整潔之工作衣帽(鞋)，以防頭髮、頭屑及夾雜物落入食品中，必要時應戴口罩。凡與食品直接接觸的從業人員不得蓄留指甲、塗抹指甲油及佩戴飾物等，並不得使塗抹於

肌膚上之化粧品及藥品等污染食品或食品接觸面。

5. 從業人員手部應經常保持清潔，並應於進入食品作業場所前、如廁後或手部受污染時，依標示所示步驟正確洗手或（及）消毒。工作中吐痰、擤鼻涕或有其他可能污染手部之行為後，應立即洗淨後再工作。

6. 作業人員工作中不得有吸菸、嚼檳榔、嚼口香糖、飲食及其他可能污染食品之行為。

7. 作業人員若以雙手直接調理不經加熱即可食用之食品時，應穿戴消毒清潔之不透水手套，或將手部澈底洗淨及消毒。

8. 作業人員個人衣物應放置於更衣場所，不得帶入食品作業場所。

9. 非作業人員之出入應適當管理。若有進入食品作業場所之必要時，應符合前列各目有關人員之衛生要求。

10. 從業人員於從業期間應接受衛生主管機關或其認可之相關機構所辦之衛生講習或訓練。

㈢清潔及消毒等化學物質及用具之管理

1. 病媒防治使用之藥劑，應符合相關主管機關之規定方得使用，並應明確標示，存放於固定場所，不得污染食品或食品接觸面，且應指定專人負責保管。

2. 食品作業場所內，除維護衛生所必須使用之藥劑外，不得存放使用。

3. 清潔劑、消毒劑及有毒化學物質應符合相關主管機關之規定方得使用，並應予明確標示，存放於固定場所，且應指定專人負責保管。

4. 有毒化學物質應標明其毒性、使用方法及緊急處理辦法。

5. 清潔、清洗和消毒用機具應有專用場所妥善保管。

㈣廢棄物處理應符合下列規定：

1. 廢棄物不得堆放於食品作業場所內，場所四周不得任意堆置廢棄物及容器，以防積存異物孳生病媒。

2. 廢棄物之處理，應依其特性，以適當容器分類集存，並予清除。放置場所不得有不良氣味或有害（毒）氣體溢出，並防止病媒之孳生，及造成

人體之危害。

3. 反覆使用的容器在丟棄廢棄物後，應立即清洗清潔。處理廢棄物之機器設備於停止運轉時應立即清洗，以防止病媒孳生。

4. 凡有直接危害人體及食品安全衛生之虞之化學藥品、放射性物質、有害微生物、腐敗物等廢棄物，應設專用貯存設施。

㈤食品業者應指派衛生管理專責人員針對建築與設施及衛生管理之情形填報衛生管理紀錄，內容包括當日執行的前列各項工作之衛生狀況等。

參、食品製造業者良好衛生規範

七、食品製造業者除應符合本規範第貳章食品業者良好衛生規範一般規定外，並應符合下列相關專業規定。

八、食品製造業者製程及品質管制

㈠使用之原材料應符合相關之食品衛生標準或規定，並可追溯來源。

㈡原材料進貨時，應經驗收程序，驗收不合格者，應明確標示，並適當處理，免遭誤用。

㈢原材料之暫存應避免使製造過程中之半成品或成品產生污染，需溫溼度管制者，應建立管制基準。冷凍原料解凍時，應在能防止品質劣化之條件下進行。

㈣原材料使用應依先進先出之原則，並在保存期限內使用。

㈤原料有農藥、重金屬或其他毒素等污染之虞時，應確認其安全性或含量符合相關法令之規定後方可使用。

㈥食品添加物應設專櫃貯放，由專人負責管理，並以專冊登錄使用之種類、食品添加物許可字號、進貨量、使用量及存量等。

㈦食品製造流程規劃應符合安全衛生原則，避免食品遭受污染。

㈧製造過程中所使用之設備、器具及容器，其操作、使用與維護應避免食品遭受污染。

㈨食品在製造作業過程中不得與地面直接接觸。

㈩應採取有效措施以防止金屬或其他外來雜物混入食品中。

㈡非使用自來水者,應針對淨水或消毒之效果指定專人每日作有效餘氯量及酸鹼值之測定,並作成紀錄,以備查考。

㈢製造過程中需溫溼度、酸鹼值、水活性、壓力、流速、時間等管制者,應建立相關管制方法與基準,並確實記錄。

㈣食品添加物之使用應符合「食品添加物使用範圍及限量標準」之規定。秤量與投料應建立重複檢核制度,確實執行,並作成紀錄。

㈤食品之包裝應確保於正常貯運與銷售過程中不致於使產品產生變質或遭受外界污染。

㈥不得回收之包裝材質使用過者不得再使用;回收使用之容器應以適當方式清潔,必要時應經有效殺菌處理。

㈦每批成品應經確認程序後,方可出貨;確認不合格者,應訂定適當處理程序,並確實執行。

㈧製程與品質管制如有異常現象時,應建立矯正與防止再發措施,並作成紀錄。

㈨成品為包裝食品者,其成分應確實標示。

九、食品製造業者倉儲管制

㈠原材料、半成品及成品倉庫應分別設置或予適當區隔,並有足夠之空間,以供物品之搬運。

㈡倉庫內物品應分類貯放於棧板、貨架上,或採取其他有效措施,不得直接放置地面,並保持整潔及良好通風。

㈢倉儲作業應遵行先進先出之原則,並確實記錄。

㈣倉儲過程中需溫溼度管制者,應建立管制方法與基準,並確實記錄。

㈤倉儲過程中應定期檢查,並確實記錄。如有異狀應立即處理,以確保原材料、半成品及成品之品質及衛生。

㈥有造成污染原料、半成品或成品之虞的物品或包裝材料,應有防止交叉污染之措施,否則禁止與原料、半成品或成品一起貯存。

十、食品製造業者運輸管制

　　㈠運輸車輛應於裝載前檢查其裝備，並保持清潔衛生。

　　㈡產品堆疊時應保持穩固，並能維持適當之空氣流通。

　　㈢裝載低溫食品前，所有運輸車輛之廂體應能確保產品維持有效保溫狀態。

　　㈣運輸過程中應避免日光直射、雨淋、激烈的溫度或濕度變動與撞擊及車內積水等。

　　㈤有造成污染原料、半成品或成品之虞的物品或包裝材料，應有防止交叉污染之措施，否則禁止與原料、半成品或成品一起運輸。

十一、食品製造業者檢驗與量測管制

　　㈠凡設有檢驗場所者，應具有足夠空間與檢驗設備，以供進行品質管制及衛生管理相關之檢驗工作。必要時，得委託具公信力之研究或檢驗機構代為檢驗。

　　㈡凡設有微生物檢驗場所者，應與其他檢驗場所適當隔離。

　　㈢用於測定、控制或記錄之測量器或記錄儀，應能發揮功能且須準確，並定期校正。

　　㈣檢驗中可能產生之生物性與化學性之污染源，應建立管制系統，並確實執行。

　　㈤檢驗所用之方法如係採用經修改過之簡便方法時，應定期與原有檢驗方法核對，並予記錄。

十二、食品製造業者客訴與成品回收管制

　　㈠對消費者申訴案件之處理應作成紀錄，以供查核。

　　㈡對成品回收之處理應作成紀錄，以供查核

十三、食品製造業者紀錄保存：食品製造業者對本規範所規定之有關紀錄至少應保存至該批成品之有效日期後六個月。

　　㈠對消費者申訴案件之處理應作成紀錄，以供查核。

　　㈡對成品回收之處理應作成紀錄，以供查核

十三、食品製造業者紀錄保存：食品製造業者對本規範所規定之有關紀錄至少應

保存至該批成品之有效日期後六個月。

肆、食品工廠良好衛生規範

十四、食品工廠除應符合本規範第二章及第三章規定外，並應符合下列相關專業規定。

十五、食品工廠衛生管理

　　㈠食品工廠應依據本規範第五點及第六點各款之規定，制定衛生管理標準作業程序，並據以執行。

　　㈡作業場所配置與空間應符合下列規定：

　　　1.凡依流程及衛生安全要求而定之作業性質不同之場所，應個別設置或加以有效區隔，並保持整潔。

　　　2.應具有足夠空間，供設備與食品器具之安置、衛生設施之設置、原材料之貯存、維持衛生操作及生產安全食品之需要。

十六、食品工廠製程及品質管制

　　㈠食品工廠應依據本規範第八點各款之規定，制訂製程及品質管制標準作業程序，並據以執行。

　　㈡製造過程之原材料、半成品及成品等之檢驗狀況，應予以適當標識及處理。

　　㈢成品應作留樣保存，保存至有效日期，必要時應作保存性試驗，其有效日期之訂定，應有合理之依據。

　　㈣製程及品質管制應作紀錄及統計。

十七、食品工廠倉儲與運輸管制

　　㈠食品工廠應依據本規範第九點各款之規定，制訂倉儲管理標準作業程序，並據以執行。

　　㈡食品工廠應依據本規範第十點各款之規定，制訂運輸管理標準作業程序，並據以執行。

十八、食品工廠檢驗與量測管制

　　食品工廠應依據本規範第十一點各款之規定，制定檢驗與量測之標準作業

程序，並據以執行。

十九、食品工廠客訴與成品回收管制

　　㈠食品工廠應制定消費者申訴案件之標準作業程序，並確實執行。

　　㈡食品工廠應建立成品回收及處理標準作業程序，並確實執行。

　　㈢客訴與成品回收之處理應作成紀錄，以供查核。

二十、食品工廠紀錄保存

　　食品工廠對本規範所規定有關之紀錄至少應保存至該批成品之有效日期後六個月。

伍、食品物流業者良好衛生規範

二十一、食品物流業者除應符合本規範第貳章食品業者良好衛生規範一般規定外，並應符合下列相關專業規定。

　　㈠食品物流業者應制訂物流管制標準作業程序，並據以執行。

　　㈡物流管制標準作業程序應包括下列內容：

　　　1.不同食品作業場所應分別設置或予適當區隔，並有足夠之空間，以供物品之搬運。

　　　2.物品應分類貯放於棧板、貨架上，或採取其他有效措施，並保持整潔，不得直接放置地面。

　　　3.作業應遵行先進先出之原則，並確實記錄。

　　　4.作業中需溫溼度管制者，應建立管制方法與基準，並確實記錄。

　　　5.貯存過程中應定期檢查，並確實記錄。如有異狀應立即處理，以確保食品或原料之品質及衛生。

　　　6.有造成污染原料、半成品或成品之虞的物品或包裝材料，應有防止交叉污染之措施。

　　　7.低溫食品之品溫在裝載、卸貨前，均應加以檢測及記錄。

　　　8.低溫食品理貨及裝卸貨作業均應在攝氏十五度以下之場所進行，且作業應迅速，以避免產品溫度之異常變動。

　　　9.食品物流業者不得任意改變製造業者原來設定之產品保存溫度條

件。

(三)配送作業應符合下列規定：

1.運輸車輛應於裝載前檢查其裝備，並保持清潔衛生。

2.產品堆疊時應保持穩固，並能維持適當之空氣流通。

3.裝載低溫食品前，所有運輸車輛之廂體應能確保產品維持有效保溫狀態

4.運輸過程中應避免日光直射、雨淋、激烈的溫度或濕度變動與撞擊及車積水等。

5.有造成污染原料、半成品或成品之虞的物品或包裝材料，應有防止交叉污染之措施，否則禁止與原料、半成品或成品一起運輸。

陸、食品販賣業者良好衛生規範

二十二、食品販賣業者除應符合本規範第貳章食品業者良好衛生規範一般規定外，並應符合下列之共同專業規定：

(一)販賣、貯存食品或食品添加物之設施及場所應保持清潔，並設置有效防止病媒侵入之設施。

(二)食品或食品添加物應分別妥善保存、整齊堆放，以防止污染及腐敗。

(三)食品之熱藏（高溫貯存），溫度應保持在攝氏六十度以上。

(四)倉庫內物品應分類貯放於棧板、貨架上，或採取其他有效措施，不得直接放置地面，並保持良好通風。

(五)應有衛生管理專責人員於現場負責食品衛生管理工作。

(六)販賣貯存作業應遵行先進先出之原則。

(七)販賣貯存作業中須溫溼度管制者，應建立管制方法與基準，並據以執行。

(八)販賣貯存作業中應定期檢查產品之標示或貯存狀態，如有異狀應立即處理，以確保食品或食品添加物之品質及衛生。

(九)有造成污染原料、半成品或成品之虞的物品或包裝材料，應有防止交叉污染之措施，否則禁止與原料、半成品或成品一起貯存。

㈩販賣場所之光線應達到二○○米燭光以上，使用之光源應不至改變食品之顏色。

二十三、販賣、貯存冷凍、冷藏食品之業者除應符合本規範第二十二點之良好衛生規範外，並應符合下列相關專業規定：

㈠販賣業者不得任意改變製造業者原來設定之產品保存溫度條件。

㈡冷凍食品之中心溫度應保持在攝氏負十八度以下；冷藏食品之中心溫度應保持在攝氏七度以下凍結點以上。

㈢冷凍（庫）櫃、冷藏（庫）櫃應定期除霜，並保持清潔。

㈣冷凍食品應有完整密封之基本包裝。冷凍冷藏食品不得使用金屬材料釘封或橡皮圈等物固定，包裝袋破裂時不得出售。

㈤冷凍食品應與冷藏食品分開貯存及販賣。

㈥冷凍（藏）食品陳售於冷凍（藏）櫃內時，均不得超越最大裝載線，以維持櫃內冷氣之良好循環及保護食品品質。

㈦冷凍庫（櫃）、冷藏庫（櫃），均應於明顯處設置溫度指示器，並予適當記錄。庫（櫃）溫度必須能使冷凍或冷藏食品的中心溫度均符合本條第二款之規定，且不得有劇烈的溫度變動，以保持冷凍或冷藏食品之品質及衛生安全。

二十四、販賣、貯存烘焙食品之業者除應符合本規範第二十二點之良好衛生規範外，並應符合下列相關專業規定：

㈠未包裝之烘焙食品販賣時應使用清潔之器具裝貯，分類陳列，並應有防止污染之措施及設備，且備有清潔之夾子及盛物籃（盤）供顧客選購使用。

㈡以奶油、布丁、果凍、餡料等裝飾或充餡之蛋糕、派等，應貯放於攝氏七度以下冷藏櫃內。

㈢有造成污染原料、半成品或成品之虞的物品或包裝材料，應有防止交叉污染之措施，否則禁止與原料、半成品或成品一起貯存。

㈣烘焙食品之冷卻作業應有防止交叉污染之措施與設備。

二十五、販賣畜水產食品之業者除應符合本規範第二十二點之良好衛生規範外，並應符合下列相關專業規定：

　　㈠畜水產食品之陳列檯面及四周，應以無毒、不易透水、耐腐蝕材質製造，並應有適於洗滌及排水之設施。

　　㈡工作台面、砧板或刀具應保持平整清潔，凡供應生食鮮魚或不經加熱即可食用之魚、肉製品類應另備專用刀具、砧板。

　　㈢使用絞肉機及切片機等機具應保持清潔並避免污染。

　　㈣生鮮水產食品應使用水槽，以流動自來水處理，並避免污染販售之成品。

　　㈤畜水產食品之貯存、陳列、販賣應以適當之溫度、時間管制，以保持產品之品質及衛生安全。

　　㈥販賣冷凍或冷藏之畜水產食品，應具有冷凍（藏）之櫃（箱）或設施，並符合本章第二十三點相關規定。

　　㈦畜水產食品以冰藏方式陳列、販賣者，使用冰塊應符合飲用水水質標準，並保持畜水產品之冰藏效果。

二十六、攤販、小型販賣店兼售食品者，應視其實際情形適用本規範之部分規定。

柒、餐飲業良好規範

二十七、餐飲業者除應符合本規範第貳章食品業者良好衛生規範一般規定外，並應符合下列相關專業規定。

二十八、餐飲業者作業場所

　　㈠凡清潔度要求不同之場所應加以有效區隔。

　　㈡洗滌場所應有充足之流動自來水，並具有洗滌、沖洗及有效殺菌之三槽式餐具洗滌殺菌設施；水龍頭高度應高於水槽滿水位高度，以防水逆流污染；若無充足之流動自來水，必須供應用畢即行丟棄之餐具。

　　㈢前款之有效殺菌，係指下列任一之殺菌方式：

　　　1.煮沸殺菌法：以溫度攝氏一百度之沸水，煮沸時間五分鐘以上（毛

巾、抹布等）或一分鐘以上（餐具）。

2.蒸汽殺菌法：以溫度攝氏一百度之蒸汽，加熱時間十分鐘以上（毛巾、抹布等）或二分鐘以上（餐具）。

3.熱水殺菌法：以溫度攝氏八十度以上之熱水，加熱時間二分鐘以上（餐具）。

4.氯液殺菌法：氯液之有效餘氯量不得低於百萬分之二百，浸入溶液中時間二分鐘以上（餐具）。

5.乾熱殺菌法：以溫度攝氏一百一十度以上之乾熱，加熱時間三十分鐘以上（餐具）。

6.其他經中央衛生主管機關認可之有效殺菌方法。

㈣廚房應設有截油設施，並經常清理維持清潔。

㈤油煙應有適當之處理措施，避免造成油污及油煙污染不同場所及環境。

㈥廚房應維持適當之空氣壓力及合適之室溫。

㈦不設座之餐飲業者，其販賣櫃台應與調理、加工及操作場所有效區隔，以防制污染。

二十九、餐飲業者衛生管理

㈠凡以中式餐飲經營且具供應盤菜性質之觀光旅館之餐廳、承攬學校餐飲之餐飲業、供應學校餐盒之餐盒業、承攬筵席之餐廳、外燴飲食業、中央廚房式之餐飲業、伙食包作業、自助餐飲業等，其雇用之烹調從業人員，自本規範公佈後一年起應具有中餐烹調技術士證，其持證比例如下：

1.觀光旅館之餐廳：百分之八十。

2.承攬學校餐飲之餐飲業：百分之七十。

3.供應學校餐盒之餐盒業：百分之七十。

4.承攬筵席之餐廳：百分之七十。

5.外燴飲食業：百分之七十。

6.中央廚房式之餐飲業：百分之六十。

7.伙食包作業：百分之六十。

8.自助餐飲業：百分之五十。

(二)前述需持有中餐烹調技術士證之從業人員，應加入當地縣、市之餐飲相關公（工）會，並由當地衛生主管機關認可之公（工）會發給廚師證書。

(三)餐飲相關公（工）會辦理廚師證書發證事宜，應接受當地衛生主管機關之督導，如有違反事宜，當地衛生主管機關得終止認可。

(四)廚師證書有效期限為四年，期滿每次展延四年。申請展延者，應在該證書有效期限內接受各級衛生機關或其認可之餐飲相關機構辦理之衛生講習每年至少八小時。

(五)製備過程中所使用之設備與器具，其操作與維護應避免食品遭受污染，必要時，應以顏色區分。

(六)使用之竹製、木製筷子或其他免洗餐具，限用畢即行丟棄。共桌分食之場所應提供分食專用之匙、筷、叉。

(七)製備流程規劃應避免交叉污染。

(八)製備之菜餚，應於適當之溫度分類貯存及供應，並應有防塵、防蟲等貯放食品及餐具之衛生設施。

(九)餐飲業外購即食菜餚，應確保其衛生安全。

(十)廚房內所有之機械與器具應保持清潔。

(十一)供應生冷食品者應於專屬作業區調理、加工及操作。

(十二)生鮮原料蓄養場所應與調理場所有效區隔。

(十三)製備時段內廚房之進貨作業及人員進出，應有適當之管制。

(十四)外燴業者另應符合下列規定：

1.烹調場所及供應之食物應避免直接日曬、雨淋、接觸污染源，並應有遮掩設施。

2.應有適當冷藏設備或措施。

3. 烹調食物時，應符合新鮮、清潔、迅速、加熱與冷藏之原則。

4. 烹調食物時，應避免交叉污染。

5. 餐具應確實保持乾淨。

6. 辦理逾二百人以上餐飲時，應於辦理前三日透過其所屬公（工）會向衛生局（所）報備，內容應包括委辦者、承辦者、辦理地點、參加人數及菜單。

㈤伙食包作業者另應符合下列規定：

包作伙食前應透過其所屬公（工）會向衛生局（所）報備，內容應包括委包者、承包者、包作場所、供應人數。

附錄二 學校餐廳廚房員生消費合作社衛生管理辦法

2003 年 5 月 2 日

教育部台參字第 0920056238AA 號令發佈

行政院衛生署食字第 092400740 號

壹、總則

第一條 本辦法依學校衛生法（以下簡稱本法）第二十二條第三項規定訂定之。

第二條 本法第二十二條第一項所稱餐廳、廚房、員生消費合作社（以下簡稱餐飲場所）及本辦法所稱餐飲從業人員之定義如下：

一、餐廳：指提供食品供教職員工、學生進食之固定場所。

二、廚房：指具烹飪設施及進行食品原材料驗收、洗滌、切割、貯存、調理、加工、烹飪、配膳、包裝行為之固定場所或移動設施。

三、員生消費合作社：指各級學校（以下簡稱學校）教職員工、學生依合作社法成立之法人組織。

四、餐飲從業人員：指廚房內參與食品製作，與食品直接接觸之人員。

第三條 學校餐廳、廚房、員生消費合作社之飲食衛生（以下簡稱餐飲衛生）管理項目如下：

一、餐飲衛生、營養之規劃、教育及宣導事項。

二、餐飲衛生安全之維護事項。

三、餐飲場所之衛生管理事項。

四、餐飲從業人員及督導人員之訓練進修及研習事項。

五、其他有關餐飲衛生管理事項。

第四條 學校辦理餐飲衛生業務，應指定專人擔任督導人員。前項督導人員，應具下列資格之一：

一、領有營養師執業執照者。

二、大專校院餐飲、食品、營養、生活應用、醫事、公共衛生等相關
科、系、所畢業,並曾修習餐飲衛生相關課程至少二學分者。

三、大專校院畢業或具同等學力,並具烹調技術士技能檢定監評人員資
格者。

四、大專校院畢業,曾接受主管教育、衛生行政機關或其認可機構所舉
辦之餐飲衛生講習課程達三十二小時以上,持有證明者。本辦法施
行前學校已指定之督導人員,未具前項資格者,應自本辦法施行之
日起一年內取得資格。

第五條　學校餐飲從業人員應於每學年開學前二週內或新進用前接受健康檢查,
合格者始得從事餐飲工作;每學年並應參加衛生(營養)講習至少八小
時。

第六條　各級主管機關應督導學校建立餐飲衛生自主管理機制,落實自行檢查管
理。學校每週應至少檢查餐飲場所一次,並予記錄;其紀錄應保存一
年。

前項檢查項目,由主管機關定之。

第七條　學校餐飲衛生管理,應符合食品衛生管理法第二十條第一項所定食品良
好衛生規範。

第八條　學校餐廳業務採外製方式、外購盒餐食品或團體膳食者,廠商應聘僱具
第四條第二項第一款或第二款資格之一者,擔任餐飲衛生督導工作。

第九條　學校餐廳之供餐方式應儘量採分食方式,若採合菜進食方式,應提供公
筷公匙。學校採盒餐供餐者,應保留盒餐樣本至少一份;採非盒餐供餐
者,每餐供應之菜式,屬高水活性、低酸性之菜餚應至少各保留一份。
保留之食品應標示日期、餐別,置於攝氏七度以下,冷藏保存四十八小
時,以備查驗。

第十條　學校炊、餐具管理,應遵行下列事項:

一、餐具應洗滌乾淨,並經有效殺菌,置於餐具存放櫃,存放櫃應足夠
容納所有餐具,並存放在清潔區域。

二、凡有缺口或裂縫之炊、餐具，應丟棄，不得存放食品或供人使用。

三、使用全自動高溫洗碗機洗滌餐具者，應使用洗碗機專用之洗潔劑；該洗碗機並應具備溫度及壓力指示器。

四、採用人工洗滌炊、餐具時，應具合乎標準之三槽式人工餐具洗滌設備，並依三槽式洗滌餐具流程，使用符合食品衛生相關洗滌規定之食品用洗潔劑。

五、每週應抽檢各餐廳餐具之澱粉性及脂肪性殘留，並記錄之，不合格者應改善及追蹤管理。

六、設置截油設施。

第十一條　學校食品製作，應遵行下列事項：

一、製備、烹調、配膳等區域之地板應保持乾燥清潔。

二、禁止在室溫下解凍。

三、所有用具、刀具、砧板、容器、冷凍冷藏庫，應依生、熟食完全區隔。其中刀具及砧板須明顯標示顏色，以利區分。

四、刀具及砧板使用後，應立即清洗消毒。

五、生、熟食食品嚴禁交互污染。

六、熟食食品應立即加蓋熱存或迅速冷藏。加蓋熱存食品中心溫度在攝氏六十度以上，迅速冷藏食品溫度在攝氏七度以下。

七、剩餘沾料禁止再供應使用。剩菜、剩飯未於三十分鐘內妥善冷藏貯存者，禁止隔餐食用。隔餐食用者應再復熱。非當日製作之菜餚應丟棄。

八、備有足夠且經殺菌消毒完全之抹布，不得用同一條抹布擦拭二種以上之用具或物品。

九、食品驗收、洗滌、餐具洗滌及殘餘物回收作業等區域，應與食品製備、烹調、配膳等區域有效區隔。

第十二條　學校廚房出入口應設置防止病媒侵入之紗窗、紗門、空氣簾、正壓系統設施或其他設施。

第十三條　高級中等以下學校供售之食品,以正餐、飲品、點心、水果為限。每份零售單位包裝僅限一份供應量,每份供應之熱量應適當。前項所稱飲品及點心,應符合食品衛生管理法等相關法令及下列規定:

一、具有營養成分及含量標示。

二、使用鮮度良好之天然食材。

三、不得使用代糖或代脂。

四、取得中國農業標準(CAS)或良好作業規範(GMP)標誌認證。但新鮮、當日供應之麵包、饅頭,不在此限。

第一項所稱飲品及點心之範圍,由中央主管機關會同中央衛生主管機關公告之。

第十四條　學校辦理外購盒餐食品或團體膳食,應遵行下列事項:

一、注意食品暫存保管之場所衛生,不得直接置於地面、太陽直接照射、病媒出沒或塵污、積水、濕滑等處。

二、於每學年開學後半個月內或訂購之廠商資料異動時,將廠商名稱、地址、電話、負責人及訂購份量等資料,送當地主管機關及當地衛生主管機關,並由當地衛生主管機關加強稽查。

三、將當日訂購之食品各隨機抽存一份,包覆保鮮膜,標示日期,餐別及廠商名稱,立即置於攝氏七度以下,冷藏四十八小時,以備查驗,並應防範遭受污染。

四、指導學生如發現所進食之食品有異味或異樣時,應立即向學校行政人員報告,俾採必要措施。

第十五條　學校外購盒餐食品或團體膳食之廠商,應取得政府機關優良食品標誌認證或經衛生主管機關稽查、抽驗、評鑑為衛生優良者。學校得隨時派員或委託代表到廠瞭解食品衛生管理作業,發現有衛生不良之情形,應立即通知當地衛生主管機關處理。

第十六條　學校應提供二家以上外購盒餐食品之廠商,以利學生選擇。但情形特殊報經當地主管機關核准提供一家者,不在此限。

第十七條　學校供售食品應依相關法令與供應食品之廠商訂定書面契約，載明供
　　　　　應之食品應安全衛生及違約罰則。外購盒餐食品及團體膳食之廠商，
　　　　　並應依規定投保產品責任險。

第十八條　學校供售食品之盈餘，得用於協助辦理下列事項：

　　　　　一、推動餐飲衛生安全教育。

　　　　　二、推動營養教育。

　　　　　三、改善餐飲設施。

　　　　　四、其他有關推動餐飲衛生事項。

第十九條　學校發現有疑似食品中毒跡象時，應採緊急救護措施，必要時，將患
　　　　　者送醫檢查治療，並儘速通知其家屬或緊急聯絡人。同時應聯繫及協
　　　　　助當地衛生主管機關處理，並儘速向主管機關提出處理報告。

第二十條　本辦法自發布日施行。

附錄三　餐具清洗良好作業指引

行政院衛生署衛生處 2002 年 3 月 1 日

壹、總則

一、為協助推動免洗餐具限制使用政策，提供業者於餐具清洗及相關機關輔導之依據，特制定本指引。

二、本指引適用於自行清洗餐具之大型餐飲場所或提供餐飲業者清洗餐具服務之業者。

三、本指引用詞定義如下：

　　㈠餐具：係指符合食品衛生標準供消費者用餐之碗、盤、托盤、碟、筷子、刀、叉及湯匙等。

　　㈡清潔：係指去除塵土、殘屑、廚餘、污物、或其他可能污染餐具之不良物質之清洗或處理作業。

　　㈢有效殺菌：係指有效殺滅有害微生物之方法，但不影響餐具品質或食品安全之適當處理作業。

　　㈣病媒：係指會直接或間接污染餐具或媒介病原體之小動物或昆蟲，如老鼠、蟑螂、蚊、蠅、臭蟲、蚤、蝨及蜘蛛等。

　　㈤防止病媒入侵設施：以適當且有形的隔離方式，防範病媒入侵之裝置，如空氣廉、陰井、正壓、暗道、適當孔徑之柵欄、紗網等。

　　㈥隔離：係指場所與場所間以有形之方式予以隔間者。

貳、衛生管理一般規定

四、清洗作業場所

　　㈠污染區：係指餐具未經洗滌前之貯存場所及廚餘之暫時存放場所。

　　㈡洗滌區：係指餐具之洗滌之場所。

　　㈢清潔區：係指餐具經洗滌、乾燥後之貯存場所。

五、人員衛生

　　㈠從業人員除應符合食品良好衛生規範中有關人員衛生之規定外，進入清潔區前，應徹底洗淨雙手，以防止傳播病原菌，工作時，不可有二次污染的行為發生。

　　㈡不慎手指外傷時，應立即包紮，如需繼續工作，應穿戴乳膠手套，方可繼續工作。

六、用水

　　應符合食品良好衛生規範有關用水之規定外，如使用地下水者，應具水源水質證明備查。

七、自有設施設備

　　㈠提供餐飲業者清洗餐具服務之業者除應具有符合食品良好衛生規範之建築與設施外，並應備有至少一套輸送帶式或類似型式具洗滌、沖洗、有效殺菌功能之高溫自動洗滌設施。大型餐飲場所若未購置自動洗滌設施而以人工洗滌時，其清洗設施亦應具有洗滌、沖洗、有效殺菌三項功能。

　　㈡足夠之餐具貯存架。

　　㈢足夠之密閉容器以運送餐具。

　　㈣足夠貯放餐具之箱型可密閉之運送車。

　　㈤清潔區與其他區域應有效隔離，區內具有正壓系統以防由外部環境污染。

　　㈥清洗作業場所應有防止病媒入侵設施。

　　㈦提供餐飲業者清洗餐具服務之業者應以密閉容器收取餐具，再置於密閉車運送，運至處理場所後應集中貯存於污染區，運輸車輛之廂體及密閉容器應立即以加壓水洗淨並維持乾燥狀態，必要時應予消毒。

參、清洗操作衛生一般規定

八、廚餘蒐集處理

　　㈠廚餘應以有效並符合廢棄物清理有關規定之方法處理，並不可污染工作場所。

　　㈡無污水處理系統者，不得以粉碎式廚餘處理機處理廚餘排放至下水道。

㈢提供餐飲業者清洗餐具服務之業者應具備污水處理系統。

九、清洗作業

　　高溫自動洗滌設施及人工三槽式餐具洗滌設施應具有洗滌、沖洗、有效殺菌之功能且高溫自動洗滌設施水壓應在二十三磅/平方英吋（231 bs/psi）以上，相關作業要求如下：

　　㈠洗滌槽：具有 45℃ 以上含洗潔劑之熱水。

　　㈡沖洗槽：具有充足流動之水，且能將洗潔劑沖洗乾淨。

　　㈢有效殺菌槽：得以下列方式之一達成：

　　　　1.水溫應在 80℃ 以上（人工洗滌應浸二分鐘以上）。

　　　　2.110℃ 以上之乾熱（人工洗滌加熱時間三十分鐘以上）。

　　　　3.餘氯量 200 ppm（百萬分之二百）氯液（人工洗滌浸泡時間二分鐘以上）。

　　　　4.100℃ 以上之蒸氣（人工洗滌加熱時間二分鐘以上）。

　　㈣水溫、水壓未達標準時，不得洗滌。

十、高溫自動洗滌設施應設有溫度計、壓力計及洗潔劑偵測器，溫度計及壓力計每三月應作校正並保存紀錄一年備查。

十一、洗滌設施所使用之洗潔劑、殺菌劑、乾燥劑應符合食品衛生之要求。

十二、洗滌、沖洗、有效殺菌三種功能外之其他附加於自動洗滌機之設施，應具有功能加成之效果（例如：超音波）。

十三、乾燥處理

　　經洗淨之餐具如未經乾燥處理者，不得重疊放置，乾燥處理得以下列方式之一為之：

　　㈠乾熱法：以 110℃ 以上之乾熱，加熱時間三十分鐘以上（木質及低耐熱材質塑膠不適用）。

　　㈡乾燥劑處理法：應使用食用性安全之乾燥劑，其安全性之資料應提供行政院衛生署備查。

　　㈢除濕機法：於密閉室內開啟除濕機，以達乾燥效果。

㈣自然晾乾法：應於具通風良好且有防止病媒及塵埃入侵設施之場所以適當容器或櫥櫃盛放。

㈤其他經行政院衛生署認可之乾燥法。

經洗淨乾燥之餐具置於暫存區不得超過三十分鐘，應立即送至清潔區放置。

十四、設施維護

㈠洗滌設施用畢後，應立即將殘渣取出，並以加壓水洗淨內部、輸送帶及防水簾。

㈡洗滌設施及防水簾停止使用時，應保持通風、乾燥狀態，使用前應再以加壓水沖洗內部。

㈢提供餐飲業者清洗餐具服務之業者之自動洗滌機，應置有維護人員或合約維護人員隨時進行故障排除。

肆、其他

十五、清潔區人員進出應予有效管制，凡進入清潔區之人員應符合食品良好衛生規範從業人員操作衛生規定。

十六、清潔之餐具從清潔區至用餐場所之過程，皆應有良好之防止病媒入侵設施。

十七、清潔之餐具如若七十二小時內未送至用餐場所，應予重新洗滌。

十八、筷子、刀、叉及湯匙等較尖銳之餐具，於洗滌時，應先置於適當之多孔圓柱筒內，且與口部接觸之一端應朝上，置於自動洗滌機內至少洗滌二次以上。

十九、提供餐飲業者清洗餐具服務之業者應備有簡易餐具檢驗試劑，每日檢驗洗靜後之餐具脂肪、澱粉、蛋白質及洗潔劑殘留情形，必要時應進行病原性微生物之檢測，並將紀錄保存一年備查。

附錄四　食品器具容器包裝衛生標準

民國 94 年 7 月 15 日發文字號：衛署食字第 0940405538 號

第一條　本標準依食品衛生管理法第十條規定訂定之。

第二條　塑膠製食品容器及包裝不得回收使用。

第三條　食品器具、容器或包裝不得有不良變色、異臭、異味、污染、發黴、含有異物或纖維剝落。

第四條　食品器具、容器、包裝應符合下列試驗標準：

一、一般規定

品名及原材料	材質試驗項目及合格標準	溶出試驗			備註
		溶　媒	溶出條件	項目及合格標準	
器　具	應為無銅、鉛或其合金被刮落之虞之構造。				
銅製或銅合金製之器具、容器、包裝	除具有固有光澤且不生銹者外，直接接觸食品部分應全面鍍錫、鍍銀或經其它不致產生衛生上危害之適當處理。				
鍍錫用錫	鉛：5% 以下。				
器具、容器、包裝之製造、修補用金屬	鉛：10% 以下；銻：5% 以下。				
器具、容器、包裝之製造、修補用焊料	鉛：20% 以下。但罐頭空罐外部用焊料適用下列規定：雙重捲封罐：鉛 98% 以下；非雙重捲封罐：鉛 60% 以下。				

品名及原材料	材質試驗項目及合格標準	溶　出　試　驗			備註
		溶　媒	溶出條件	項目及合格標準	
器具、容器、包裝	著色劑應符合食品添加物使用範圍及用量標準之規定；但著色劑無溶出或浸出而混入食品之虞者不在此限。				
玻璃、陶瓷器、施琺瑯之器具、容器—(a)深2.5cm以上，且容量1.1 L以下		4％醋酸	常溫（暗處）24小時	鉛：5 ppm以下；鎘：0.5 ppm以下。	
玻璃、陶瓷器、施琺瑯之器具、容器—(b)深2.5cm以上，且容量1.1L以上		4％醋酸	常溫（暗處）24小時	鉛：2.5 ppm以下；鎘：0.25 ppm以下。	
玻璃、陶瓷器、施琺瑯之器具、容器—(c)深2.5cm以下或液體無法充滿者		4％醋酸	常溫（暗處）24小時	鉛：17μg/cm2以下；鎘：1.7μg/cm2以下。	
金屬罐〔以乾燥食品（油脂及脂肪性食品除外）為內容物者除外〕		水	60℃，30分鐘。（食品製造加工或調理等過程中之使用溫度達100℃以上者，其溶出條件為95℃，30分鐘）	砷：0.2 ppm以下（以As_2O_3計）；鉛：0.4 ppm以下；鎘：0.1 ppm以下；酚：5 ppm以下；甲醛：陰性；蒸發殘渣：30 ppm以下；30 ppm以上者其氯仿可溶物應為30ppm以下。	

品名及原材料	材質試驗項目及合格標準	溶　出　試　驗			備註
		溶　媒	溶出條件	項目及合格標準	
				*以上各項適用於 pH5 以上之食品用金屬罐。 **酚、甲醛及蒸發殘渣試驗僅限於以合成樹脂塗漆者。	
		0.5％檸檬酸溶液	60℃，30分鐘	砷：0.2 ppm 以下(以 As_2O_3 計)； 鉛：0.4 ppm 以下； 鎘：0.1 ppm 以下。 *以上各項適用於 pH5 以下（含 pH 5）之食品用金屬罐。	
		4%醋酸	60℃，30分鐘（食品製造加工或調理等過程中之使用溫度達100℃以上者，其溶出條件為95℃，30分鐘）	蒸發殘渣：30ppm 以下。 *僅適用於 pH 5以下（含 pH 5）之食品用金屬罐且只限於以合成樹脂塗漆者。	
		20％酒精	60℃，30分鐘	蒸發殘渣（酒類用）：30 ppm 以下。 *僅限於以合成樹脂塗漆者。	
		正庚烷	25℃，1小時	蒸發殘渣：90 ppm 以下。 *適用於以天然油脂為主原料，且其塗膜中之氧化鋅含量在 3％ 以上之塗料塗於罐內面者。	
		正戊烷	25℃，2小時	氯甲代氧丙環單體（Epichlorohy drin Monomer）：0.5 ppm 以下。 *僅限於以合成樹脂塗漆者。	

品名及原材料	材質試驗項目及合格標準	溶 出 試 驗			備註
		溶 媒	溶出條件	項目及合格標準	
		酒精	5℃以下，24小時	氯乙烯單體：0.05 ppm 以下。*僅限於以合成樹脂塗漆者。	
器具（附有直接通電流於食品中之裝置者）之電極	限用鐵、鋁、白金及鈦。（但通於食品中之電流為微量者，亦可使用不銹鋼。）				
塑膠類	鉛：100 ppm 以下；鎘：100 ppm 以下。	水	60℃，30分鐘（食品製造加工或調理等過程中之使用溫度達100℃以上者，其溶出條件為95℃，30分鐘）	高錳酸鉀消耗量：10 ppm 以下。	塑膠類器具、容器、包裝除應符合一般規定外，尚應符合塑膠類之規定。
		4％醋酸		重金屬：1 ppm 以下（以 Pb 計）。	

品名及原材料	材質試驗項目及合格標準	溶 出 試 驗			備註
		溶　媒	溶出條件	項目及合格標準	
紙類 ——其內部材質與內容物直接接觸之部分為蠟或紙漿製品者	螢光增白劑：不得檢出。	水	60℃，30分鐘（食品製造加工或調理等過程中之使用溫度達100℃以上者，其溶出條件為95℃，30分鐘）	砷（pH 5以上之食品用容器、包裝）：0.1 ppm以下（以As$_2$O$_3$計）； 甲醛：陰性； 蒸發殘渣（pH5以上之食品用容器、包裝）：30 ppm以下；30 ppm以上者，其氯仿可溶物應為40 ppm以下。	1.適用於與食品直接接觸，以紙漿或木、甘蔗、蘆葦、麻、稻草、麥稈、稻殼、竹等農業資材之植物纖維為主體之餐盒、盤、碗、杯類等容器，如塗佈塑膠、貼合塑膠薄膜或其他以物理方式即可

品名及原材料	材質試驗項目及合格標準	溶 出 試 驗			備註
		溶　媒	溶出條件	項目及合格標準	
		4％醋酸		砷〔pH 5 以下(含 pH 5)之食品用容器、包裝〕：0.1 ppm 以下（以 As$_2$O$_3$ 計）；重金屬：1 ppm 以下(以 Pb 計)：蒸發殘渣〔pH 5 以下（含 pH 5）之食品用容器、包裝）：30 ppm 以下：30 ppm 以上者，其氯仿可溶物應為 40 ppm 以下。	分離出塑膠或其他金屬箔成分含量重量低於整體重量百分之十以下者。2.乳品用紙製容器應符合「乳品用容器、包裝之規定」。3.添加物：應符合出口國食品用紙有關規定。4.如以紙類為原料，應使用具有完整包裝並良好貯存之食品用紙，不得使用廢料；正版紙及切邊紙保存期限分別為24 個月及6 個月。5.不得使用回收材料，如用農業資材者，以原生一次料
		正庚烷	25℃，1 小時	蒸發殘渣（油脂及脂肪性食品容器、包裝）：30 ppm 以下：30 ppm 以上者，其氯仿可溶物應為 40 ppm 以下。	
		20％酒精	60℃，30 分鐘	蒸發殘渣（酒類用容器、包裝）：30 ppm 以下：30 ppm 以上者，其氯仿可溶物應為 40 ppm 以下。	
──其內部材質與內容物直接接觸之部分為植物纖維者					
──其內部材質與內容物直接接觸之部分為塑膠類者		應符合塑膠類之有關規定。1.以聚氯乙烯、聚偏二氯乙烯、聚乙烯、聚丙烯、聚苯乙烯、聚對苯二甲酸乙二酯、以甲醛為合成原料之塑膠、聚甲基丙烯甲酸、聚醯胺、聚甲基戊烯及橡膠為原料，應符合本標準中「（二）塑膠類之規定」。			

品名及原材料	材質試驗項目及合格標準	溶　出　試　驗			備註
		溶　媒	溶出條件	項目及合格標準	
				2.除上述外之其他塑膠，其溶出試驗應符合「金屬罐」有關合成樹脂塗漆之規定。	為限。不得含有害物質之竹木原材。6.紙品與食物接觸面未被塑膠（含合成樹脂）完全覆蓋者，應依其材質歸類為其內部材質與內容物直接接觸之部分為蠟、紙漿製品者或植物纖維者。

二、塑膠類之規定：

原材料	材質試驗項目及合格標準	溶出試驗			備註
		溶　媒	溶出條件	項目及合格標準	
聚氯乙烯 Polyvinyl chloride [PVC]	鉛：100 ppm 以下；鎘：100 ppm 以下；二丁錫化物：50 ppm 以下（以二氯二丁錫計）；甲酚磷酸酯：1,000 ppm 以下；氯乙烯單體：1 ppm 以下。	水	60 ℃，30 分鐘（食品製造加工或調理等過程中之使用溫度達100℃以上者，其溶出條件為95℃，30分鐘）	高錳酸鉀消耗量：10 ppm 以下；蒸發殘渣（pH 5 以上之食品用容器、包裝）：30 ppm 以下。	
		4 %醋酸		重金屬：1 ppm 以下（以Pb 計）；蒸發殘渣〔一般器具，pH 5 以下（含pH 5）之食品用容器、包裝〕：30 ppm 以下。	

原材料	材質試驗項目及合格標準	溶出試驗			備註
		溶　媒	溶出條件	項目及合格標準	
		正庚烷	25℃，1小時	蒸發殘渣（油脂及脂肪性食品用容器、包裝）：150 ppm 以下。	
		20％酒精	60℃，30分鐘	蒸發殘渣（酒類用容器、包裝）：30 ppm 以下。	
聚偏二氯乙　烯 Polyviny lidene chloride ﹝PVDC﹞	鉛：100 ppm 以下；鎘：100 ppm 以下；鋇：100 ppm 以下；偏二氯乙烯單體：6 ppm 以下	水	60℃，30分鐘（食品製造加工或調理等過程中之使用溫度達100℃以上者，其溶出條件為95℃，30分鐘）	高錳酸鉀消耗量：10 ppm 以下；蒸發殘渣（pH 5 以上之食品用容器、包裝）：30 ppm 以下。	
		4％醋酸		重金屬：1 ppm 以下（以 Pb 計）；蒸發殘渣〔一般器具，pH 5 以下（含 pH 5）之食品用容器、包裝〕：30 ppm 以下。	
		正庚烷	25℃，1小時	蒸發殘渣（油脂及脂肪性食品用容器、包裝）：30 ppm 以下。	
		20％酒精	60℃，30分鐘	蒸發殘渣（酒類用容器、包裝）：30 ppm 以下。	
聚乙烯 Polyethy lene ﹝PE﹞ 聚丙烯 Polypropy lene ﹝PP﹞	鉛：100 ppm 以下；鎘：100 ppm 以下。	水	60℃，30分鐘（食品製造加工或調理等過程中之使用溫度達100℃以上者，其溶出條件為95℃，30分鐘）	高錳酸鉀消耗量：10 ppm 以下；蒸發殘渣（p H5 以上之食品用容器、包裝）：30 ppm 以下。	
		4％醋酸		重金屬：1 ppm 以下（以 Pb 計）；蒸發殘渣〔一般器具，pH 5 以下（含 pH 5）之食品用容器、包裝〕：30 ppm 以下。	
		正庚烷	25℃，1小時	蒸發殘渣（油脂及脂肪性食品用容器、包裝）：30 ppm 以下，但食品製造加工及調	

原材料	材質試驗項目及合格標準	溶出試驗			備註
		溶　媒	溶出條件	項目及合格標準	
				理等過程中之使用溫度為 100℃ 以下者，其蒸發殘渣為 150 ppm 以下。	
		20％酒精	60℃，30分鐘	蒸發殘渣（酒類用容器、包裝）：30 ppm 以下	
聚苯乙烯 Polystyr ene [PS]	鉛：100 ppm 以下；鎘：100 ppm 以下；揮發性物質（苯乙烯、甲苯、乙苯、正丙苯、異丙苯之合計）：5,000 ppm 以下。但發泡聚苯乙烯為 2000 ppm 以下。其中苯乙烯及乙苯各應在 1,000 ppm 以下。	水	60℃，30分鐘（食品製造加工或調理等過程中之使用溫度達 100℃ 以上者，其溶出條件為 95℃，30分鐘）	高錳酸鉀消耗量：10 ppm 以下；蒸發殘渣（pH 5 以上之食品用容器、包裝）：30 ppm 以下。	以聚苯乙烯為材料之餐具，不適合盛裝 100℃ 以上之食品。
		4％醋酸		重金屬：1 ppm 以下（以Pb計）；蒸發殘渣〔一般器具，pH 5 以下（含 pH 5）之食品用容器、包裝〕：30 ppm 以下。	
		正庚烷	25℃，1小時	蒸發殘渣（油脂及脂肪性食品用容器、包裝）：240 ppm 以下。	
		20％酒精	60℃，30分鐘	蒸發殘渣（酒類用容器、包裝）：30 ppm 以下。	
聚對苯二甲酸乙二酯 Polyeth ylene terephthalate [PET]	鉛：100 ppm 以下；鎘：100 ppm 以下。	水	60℃，30分鐘（食品製造加工或調理等過程中之使用溫度達 100℃ 以上者，其溶出條件為 95℃，30分鐘）	高錳酸鉀消耗量：10 ppm 以下；蒸發殘渣（pH 5 以上之食品用容器、包裝）：30 ppm 以下。	
		4％醋酸		重金屬：1ppm 以下（以Pb計）；銻：0.05 ppm 以下；鍺：0.1ppm 以下；蒸發殘渣〔一般器具，pH 5 以下（含 pH 5）之食品用容器、包裝〕：30 ppm 以下。	

原材料	材質試驗項目及合格標準	溶出試驗			備註
		溶　媒	溶出條件	項目及合格標準	
		正庚烷	25℃，1小時	蒸發殘渣（油脂及脂肪性食品用容器、包裝）：30 ppm 以下。	
		20%酒精	60℃，30分鐘	蒸發殘渣（酒類用容器、包裝）：30 ppm以下。	
以甲醛為合成原料之塑膠	鉛：100 ppm以下；鎘：100 ppm以下。	水	60℃30分鐘（食品製造加工或調理等過程中之使用溫度達100℃以上者，其溶出條件為95℃，30分鐘）	酚：陰性；甲醛：陰性。	
		4%醋酸		蒸發殘渣：30 ppm 以下	
聚甲基丙烯酸甲酯 Poly(methyl methacrylate) [PMMA]	鉛：100 ppm以下；鎘：100 ppm以下。	水	60℃，30分鐘（食品製造加工或調理等過程中之使用溫度達100℃以上者，其溶出條件為95℃，30分鐘）	高錳酸鉀消耗量：10 ppm 以下；蒸發殘渣（pH 5 以上之食品用容器、包裝）：30 ppm 以下。	
		4%醋酸		重金屬：1 ppm 以下（以 Pb 計）；蒸發殘渣〔一般器具，pH 5 以下（含pH 5）之食品用容器、包裝〕：30 ppm以下。	
		正庚烷	25℃，1小時	蒸發殘渣（油脂及脂肪性食品用容器、包裝）：30 ppm以下。	
		20%酒精	60℃，30分鐘	蒸發殘渣（酒類用容器、包裝）：30 ppm以下；甲基丙烯酸甲酯單體：15 ppm 以下。	
聚醯胺（尼龍） Polyamide [PA,Nylon]	鉛：100 ppm以下；鎘：100 ppm以下。	水	60℃，30分鐘（食品製造加工或調理	高錳酸鉀消耗量：10 ppm以下；蒸發殘渣（pH 5 以上	

原材料	材質試驗項目及合格標準	溶出試驗			備註
		溶　媒	溶出條件	項目及合格標準	
			等過程中之使用溫度達100℃以上者，其溶出條件為95℃，30分鐘）	之食品用容器、包裝）：30 ppm 以下。	
		4％醋酸		重金屬：1 ppm 以下（以Pb計）；蒸發殘渣〔一般器具，pH 5 以下（含pH 5）之食品用容器、包裝〕：30 ppm以下。	
		正庚烷	25 ℃，1小時	蒸發殘渣（油脂及脂肪性食品用容器、包裝）：30 ppm 以下	
		20％酒精	60 ℃，30分鐘	蒸發殘渣（酒類用容器、包裝）：30 ppm 以下；己內醯胺單體：15 ppm 以下。	
聚甲基戊烯 Polymethyl pentene [PMP]	鉛：100 ppm 以下；鎘：100 ppm 以下。	水	60 ℃，30分鐘（食品製造加工或調理等過程中之使用溫度達100 ℃以上者，其溶出條件為95 ℃，30分鐘）	高錳酸鉀消耗量：10 ppm以下；蒸發殘渣（pH 5 以上之食品用容器、包裝）：30 ppm 以下。	
		4％醋酸		重金屬：1 ppm以下（以Pb計）；蒸發殘渣〔一般器具，pH 5 以下（含pH 5）之食品用容器、包裝〕：30 ppm 以下。	
		正庚烷	25 ℃，1小時	蒸發殘渣（油脂及脂肪性食品用容器、包裝）：120 ppm 以下。	
		20％酒精	60 ℃，30分鐘	蒸發殘渣（酒類用容器、包裝）：30 ppm 以下。	

原材料	材質試驗項目及合格標準	溶出試驗			備註
		溶 媒	溶出條件	項目及合格標準	
橡膠——哺乳器具除外	鉛：100 ppm 以下； 鎘：100 ppm 以下； 2-巰基咪唑（2-Mercapt oimida zoline）：陰性。	水	60 ℃，30 分鐘（食品製造加工或調理等過程中之使用溫度達 100 ℃ 以上者，其溶出條件為 95 ℃，30 分鐘）	酚：5 ppm 以下； 甲醛：陰性； 蒸發殘渣：60 ppm 以下。	
		4 % 醋酸		鋅：15 ppm 以下； 重金屬：1ppm 以下（以 Pb 計）。	
		20 % 酒精	60 ℃，30 分鐘	蒸發殘渣：60 ppm 以下（酒類用容器、包裝）。	
橡膠——哺乳器具	鉛：10 ppm 以下； 鎘：10 ppm 以下。	水	40 ℃，24 小時	酚：5 ppm 以下； 甲醛：陰性； 蒸發殘渣：40 ppm 以下；鋅：1 ppm 以下。	
		4 % 醋酸		重金屬：1 ppm 以下（以 Pb 計）。	

三、乳品用容器、包裝之規定：

品名及原材料	材質試驗項目及合格標準	溶出試驗			特殊試驗合格標準	備 註
		溶 媒	溶出條件	項目及合格標準		
乳品用之聚乙烯製容器、包裝或聚乙烯加工紙製容器包裝（註一）乳品包括鮮乳、部分脫脂乳、脫脂乳、調味乳、發酵乳、	正己烷抽出物：2.6 % 以下； 二甲苯可溶物：11.3 % 以下；砷：2 ppm以下（以 As_2O_3 計）； 重金屬：20 ppm 以下（以 Pb 計）。	水	60 ℃，30 分鐘	高錳酸鉀消耗量：5 ppm 以下。	破裂強度試驗：內容量 300 ml 以下者應為 2.0 kgf/cm^2 以上（能於常溫保存之製品，其破裂強度試驗應為 4.0 kgf/cm^2 以上）。	1.聚乙烯加工紙製容器包裝僅限指與內容物直接接觸的部分為聚乙烯者。 2.聚乙烯加工紙製容器包裝僅限指與內容物直

品名及原材料	材質試驗項目及合格標準	溶出試驗			特殊試驗合格標準	備　註
		溶　媒	溶出條件	項目及合格標準		
乳酸菌飲料或含乳飲料		4％醋酸	60℃，30分鐘	蒸發殘渣：15 ppm以下；重金屬：1 ppm以下（以Pb計）。	內容量300 ml（含300 ml）以上者應為5.0 kgf/cm² 以上（能於常溫保存之製品，其破裂強度試驗應為8.0 kgf/cm²以上）。封緘強度試驗：應無破損或漏氣現象。針孔試驗：濾紙上應無甲基藍斑點產生。能於常溫保存之製品，其容器包裝之材質應具有遮光性及無氣體透過性。	接接觸的部分為聚乙烯者。3.販賣之加糖或未加糖全脂煉乳及加糖或未加糖脫脂煉乳應用可密閉之金屬罐盛裝；全乳粉、脫脂乳粉、加糖乳粉及調製乳粉應用不透光、不透氣並可防潮之包裝材料或可密閉之金屬罐盛裝。組合式容器包裝係指由合成樹脂、合成樹脂加工紙、合成樹脂加工鋁箔或金屬，以二種或二種以上之材質組成之容器包裝。
乳油（cream）及乳酪（butter）用之聚乙烯製或聚乙烯加工紙製容器（註一）	同右	水	60℃，30分鐘	高錳酸鉀消耗量：5 ppm以下。	破裂強度試驗：同乳品用。	
		4％醋酸		重金屬：1 ppm以下（以Pb計）；		
		正庚烷	25℃，1小時	蒸發殘渣：15 ppm以下。	封緘強度試驗：同乳品用。針孔試驗：同乳品用。	
乳品用之玻璃瓶。乳品包括鮮乳、部分脫脂乳、調味乳、發酵乳	應符合前項(一)一般規定之玻璃瓶項目規定，並應為透明者。					

品名及原材料	材質試驗項目及合格標準	溶出試驗			特殊試驗合格標準	備　註
		溶　媒	溶出條件	項目及合格標準		
、乳酸菌飲料、含乳飲料、乳酪或乳油						
乳品用之金屬罐。乳品包括鮮乳、部分脫脂乳、脫脂乳、調味乳、發酵乳、乳酸菌飲料、含乳飲料、乳酪或乳油	內面與內容物直接接觸之材質為塑膠類者：砷：2 ppm以下（以As_2O_3計）鎘：100 ppm以下；二丁錫化物（限存於聚氯乙烯）：50 ppm以下（以二氯二丁錫計）；甲酚磷酸酯（限存於聚氯乙烯）：1000 ppm以下；氯乙烯單體（限存於聚氯乙烯）：1 ppm以下。	水　　　　4％醋酸	60℃，30分鐘	內面與內容物直接接觸之材質為塑膠類者：高錳酸鉀消耗量：5 ppm以下；酚：陰性；甲醛：陰性。　　　　砷：0.1 ppm以下（以As_2O_3計）；重金屬：1 ppm以下（以Pb計）；蒸發殘渣（內面使用塑膠者）：15 ppm以下。	
發酵乳、乳酸菌飲料及含乳飲料用之聚乙烯加工紙製容器包裝（以塑膠加工鋁箔密栓者）	同乳品用聚乙烯製容器包裝之規定。			封緘強度試驗：同乳品用。針孔試驗：同乳品用。破裂強度試驗：5.0 kgf/cm²以上。		
發酵乳、乳酸菌飲料及含乳	揮發性物質（苯乙烯、	水	60℃，30分鐘	高錳酸鉀消耗量：5 ppm		

品名及原材料	材質試驗項目及合格標準	溶出試驗			特殊試驗合格標準	備　註
		溶　媒	溶出條件	項目及合格標準		
飲料用之聚苯乙烯製容器包裝（以塑膠加工鋁箔密栓者）	甲苯、乙苯、異丙苯及正丙苯之合計）：1,500 ppm 以下；砷：2 ppm 以下(以 As_2O_3 計)；重金屬：20 ppm 以下(以 Pb 計)。	4 % 醋酸		以下。 蒸發殘渣：15 ppm 以下；重金屬：1 ppm 以下（以 Pb 計）。	封緘強度試驗：同乳品用。針孔試驗：同乳品用。穿刺強度試驗：1.0 kgf/cm^2 以上。	
發酵乳、乳酸菌飲料及含乳飲料用之組合式容器包裝（註二）	金屬部分應符合前項（一）一般規定之金屬罐項目規定。合成樹脂、合成樹脂加工紙及合成樹脂加工鋁箔應符合前述個別材質之規定。					
容器包裝鋁蓋部分之塑膠加工鋁箔	內面與內容物直接接觸之材質為塑膠類者：砷：2 ppm 以下（以 As_2O_3 計）鎘：100 ppm 以下；鉛：100 ppm 以下；二丁錫化物（限存於聚氯乙烯）：50 ppm 以下（以二氯二丁錫計）；甲酚磷酸酯（限存於聚氯乙烯）：1000 ppm 以下；	水	60 ℃，30 分鐘	高錳酸鉀消耗量：5 ppm 以下；酚：陰性；甲醛：陰性。	破裂強度試驗：2.0 kgf/cm^2 以上。	
		4 % 醋酸		蒸發殘渣：15 ppm 以下；重金屬：1 ppm 以下（以 Pb 計）		

品名及原材料	材質試驗項目及合格標準	溶出試驗			特殊試驗合格標準	備　註
		溶　媒	溶出條件	項目及合格標準		
	氯乙烯單體（限存於聚氯乙烯）：1 ppm 以下。					
乳粉用之金屬罐。乳粉包括全脂乳粉、部分脫脂乳粉、脫脂乳粉、調製乳粉。	・金屬罐之規定應符合乳品用金屬罐之規定。 ・封口部分僅限於使用聚乙烯(PE)或聚對苯二甲酸乙二酯(PET)製之合成樹脂。該二類合成樹脂應符合前述個別材質之規定。					
乳粉用之合成樹脂	同乳品用聚乙烯製容器包裝之規定。	水	60℃，30分鐘	高錳酸鉀消耗量：5 ppm 以下。	破裂強度試驗：內容量	
		4％醋酸		重金屬：1 ppm 以下（以 Pb 計）。		
脂積層容器包裝——其內部材質與內容物直接接觸之部分為聚乙烯者。乳粉包括全脂乳粉、部分脫脂乳粉、脫脂乳粉、調製乳粉。		正庚烷	25℃，1 小時	蒸發殘渣：15 ppm 以下。	300 ml 以下者應為 2.0 gf/cm² 以上。內容量 300 ml（含 300 ml）以上者應為 5.0 kgf/cm²（於有外包裝且其內外包裝合併下之破裂強度最大值為 10.0 kgf/cm² 以上時，該內包裝之破裂強度為 2.0 kgf/cm² 以上。封緘強度試驗：應無破損或漏氣現象。	
乳粉用之合成樹脂積層容器包裝——	鉛：100 ppm 以下；	水	60℃，30分鐘	高錳酸鉀消耗量：5 ppm 以下	破裂強度試驗：同右。	

品名及原材料	材質試驗項目及合格標準	溶出試驗			特殊試驗合格標準	備　註
		溶　媒	溶出條件	項目及合格標準		
其內部材質與內容物直接接觸之部分為聚對苯二甲酸乙二酯乳粉包括全脂乳粉、部分脫脂乳粉、脫脂乳粉、調製乳粉。	鎘：100 ppm以下。	4％醋酸		重金屬：1 ppm以下（以Pb計）；銻：0.025 ppm以下；鍺：0.05 ppm以下。	封緘強度試驗：同右。	
		正庚烷	25℃，1小時	蒸發殘渣：15 ppm以下。		

第五條　本標準自發布日施行。

附錄五　飲用水標準

民國87年2月4日行政院環境保護署發布之「飲用水水質標準」，於第三條規定如下：

飲用水水質標準

87.2.4環署毒字第0004428號令發佈

類別		項　目	最大限值	備　註
細菌性標準		1. 大腸桿菌群（Coliform Group）	6 MPN/100毫升	多管醱酵法
			100 CFU/毫升	濾膜法
		2. 細菌落數（Total Bacterial Count）	100 CFU/毫升	
物理性標準		1. 臭度	3 初嗅度	
		2. 濁度	4 NTU	自 87.2.4 施行
			2 NTU	自 89.12.1 起施行
		3. 色度	15 鉑鈷單位	自 87.2.4 施行
			5 鉑鈷單位	自 87.2.4 施行
化學性標準	一、影響健康物質	1. 砷	0.05 毫克/公升	自 87.2.4 施行
			0.01 毫克/公升	自 87.12.1 施行
		2. 鉛	0.05 毫克/公升	
		3. 硒	0.01 毫克/公升	
		4. 鉻（總鉻）	0.05 毫克/公升	
		5. 鎘	0.005 毫克/公升	
		6. 鋇	2.0 毫克/公升	
		7. 銻	0.01 毫克/公升	
		8. 鎳	0.1 毫克/公升	
		9. 汞	0.002 毫克/公升	
		10. 氰鹽（以CN計）	0.05 毫克/公升	
		11. 亞硝酸鹽氮（以氮計）	0.1 毫克/公升	
		12. 總三鹵甲烷	0.1 毫克/公升	

類別		項　目	最大限值	備　註
	揮發性有機物	13. 三氯乙烯	0.005 毫克/公升	
		14. 四氯化碳	0.005 毫克/公升	
		15. 1,1,1,-三氯乙烷	0.20 毫克/公升	
		16. 1,2-二氯乙烷	0.005 毫克/公升	
		17. 氯乙烯	0.002 毫克/公升	
		18. 苯	0.005 毫克/公升	
		19. 對一二氯苯	0.075 毫克/公升	
		20. 1,1-二氯乙烯	0.007 毫克/公升	
	農藥	21. 安殺番(Endosulfan)	0.003 毫克/公升	
		22. 靈丹(Lindane)	0.0002 毫克/公升	
		23. 丁基拉草(Butachlor)	0.02 毫克/公升	
		24. 2,4-地(2,4-D)	0.07 毫克/公升	
		25. 巴拉刈(Paraquat)	0.01 毫克/公升	
		26. 納乃得(Methomyl)	0.01 毫克/公升	
		27. 加保扶(Carbofuran)	0.02 毫克/公升	
		28. 滅必蝨(Isoprocarb)	0.02 毫克/公升	
		29. 達馬松(Methamidophos)	0.02 毫克/公升	
		30. 大利松(Diazinon)	0.005 毫克/公升	
		31. 巴拉松(Parathion)	0.02 毫克/公升	
		32. 一品松(EPN)	0.005 毫克/公升	
		33. 亞素靈(Monocrotophos)	0.003 毫克/公升	
二、可能影響健康物質		1. 氟鹽（以F表示）	0.8 毫克/公升	
		2. 硝酸鹽氯（以氯計）	10.0 毫克/公升	
		3. 銀	0.05 毫克/公升	
三、		1. 鐵	0.3 毫克/公升	
		2. 錳	0.05 毫克/公升	
		3. 銅	1.0 毫克/公升	
		4. 鋅	5.0 毫克/公升	

類別	項　目	最大限值	備　註
影響適飲性物質	5. 硫酸鹽（以SO4計）	250 毫克/公升	
	6. 酚類（以酚計）	0.001 毫克/公升	
	7. 陰離子介面活性劑（MBAS）	0.5 毫克/公升	
	8. 氯鹽（以Cl計）	250 毫克/公升	台灣本島地區自 87.2.4 施行
		250 毫克/公升	離島地區自 89.12.1 施行
	9. 氨氮（以氮計）	0.5 毫克/公升	台北市及福建省自 87.2.4 施行
		0.1 毫克/公升	台北市及高雄市 87.2.4 施行
		0.1 毫克/公升	台北市及福建省自 87.12.1 施行
	10. 總硬度（以CaCO3計）	500 毫克/公升	台灣省自 87.2.4 施行
		400 毫克/公升	台北市及高雄市 87.2.4 施行
		400 毫克/公升	台北市及福建省自 87.12.1 施行
		150 毫克/公升	台灣省、台北市、高雄市及福建省自 87.12.1 施行
	11. 總溶解固體量	800 毫克/公升	台灣省自 87.2.4 施行
		600 毫克/公升	台北市及高雄市自 87..2.4 施行
		600 毫克/公升	台北市及福建省自 87..12.1 施行
		250 毫克/公升	台灣省、台北市、高雄市及福建省自 87..2.4 施行
五、氫離子濃度指數	自由有效餘氯（註1.）	0.2~1.5 毫克/公升	自 89.12.1 起施行
		0.2~1.0 毫克/公升	台灣省、台北市及高雄市 87.2.4 施行

類別	項　目	最大限值	備　註
四、有效餘氯含量	氫離子濃度（pH 值）（註2.）	6.0~8.5 6.0~8.5	福建省自 89.12.1 起施行

註1.：僅限加氯消毒供水系統。
註2.：公私場所供公眾飲用之連續供水固定設備處理後之水不在此限。

📄 參考文獻

王有忠（1995）《食品安全》。華香園出版社

王正雄。（1994）《家鼠防治概論》（增修版）中華環境有害生物防治協會。

王博優。1989。《新抗凝血素殺鼠劑伏滅鼠防除蔗園野鼠之效果》。台灣糖業研究所研究彙
報第123號

李國瑞，2001 年 6 月；「食用油油煙中之化學物種及其健康危害鑑定」。國立台灣大學公
共衛生學院環境衛生研究所碩士論文。

李清福、顏國欽、賴滋漢（1996）《食品衛生學》。富林出版社

宋鴻樟，2001 年；「餐飲業勞工肺部相關疾病調查研究期末報告」勞工委員會勞工安全衛
生研究所，IOSH90-M103。

許靜文，2000 年 6 月；「食用油油煙微粒與多環芳香烴化合物」，國立台灣大學公共衛生
學院環境衛生研究所碩士論文。

馬宗慶。（1998）《餐飲採購學》。復文書局

葉全益（1999）《食品衛生與安全》。華香園出版社

行政院環境保護署毒管處 http://www.epa.gov.tw

行政院衛生署（2000）食品良好衛生規範。台北

行政院農委會（2001）CAS 優良食品標誌制度規範。台北

行政院衛生署（2005）行政院衛生署統計室「衛生統計年報」。台北

食品資訊網 http://food.doh.gov.tw

行政院衛生署疫情報導 1995; 11(8):208-212.

中華民國行政院環境保護署 http://www.epa.gov.tw

中華民國行政院衛生署疾病管制局 http://www.cdc.gov.tw

中華CAS優良食品發展協會（2004）http://www.cas.org.tw

行政院農委會（2004）農產品消費資訊網 http://www.amis.gov.tw

中華民國行政院環境保護署環境檢驗所 http://www.tsing-hua.com.tw/htmls/link.htm

台灣省政府衛生處（1999）。《餐飲業衛生管理講義》。台灣省政府

中華民國行政院環境保護署：台灣北部地區住戶自來水十二項揮發有機化合物之調查 http://www.niea.gov.tw

高雄縣政府衛生局 http://www.khshb.gov.tw/service/service1.htm

香港食物環境衛生署 http://www.fehd.gov.hk

香港食物環境衛生署 2003 http://www.fehd.gov.hk/publicztions/code/code indexc.htm

食品產業透析（1985），第 2 卷第 3 期，p11

塑膠工業（2006）12 月號。台北

落合敏、佐藤雅美（2003）《料理の科學》。ナツメ社。東京

渡邊忠雄、掘江進、複本則行（1977）《入門食品衛生學》。南江堂。東京

岩尾裕之、細貝裕太郎（1968）《食品安全學》。榮大選書社。東京

郡司篤孝（1983）《食品添加物讀本》。ナショナル出版。東京

道口正雄（1981）《食物の見方、考方》。女子營養大學出版部。東京

David McSwane, Nancy Rue and Richard Linton (1998): Essentials of Food safety & sanitation.(Second Edition)

Gerard J. Tortora, Berdell R. Funke, and Christine L. Case (1992) Microbiology an introduction. (Fourth edition)

國家圖書館出版品預行編目資料

餐飲安全與衛生／李錦楓、林志芳著.
--初版.--臺北市：五南, 2007.09
　面；　公分
ISBN 978-957-11-4987-7（平裝）
1.食品衛生管理　　2.餐飲業管理
412.37　　　　　　　　96016023

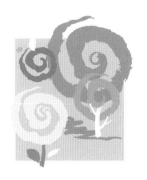

5BC4
餐飲安全與衛生

作　　者 — 李錦楓(99.2)　林志芳(144.1)

發 行 人 — 楊榮川

總 編 輯 — 王翠華

編　　輯 — 王者香

文字編輯 — 施榮華

封面設計 — 鄭依依

出 版 者 — 五南圖書出版股份有限公司

地　　址：106台北市大安區和平東路二段339號4樓

電　　話：(02)2705-5066　傳　　真：(02)2706-6100

網　　址：http://www.wunan.com.tw

電子郵件：wunan@wunan.com.tw

劃撥帳號：01068953

戶　　名：五南圖書出版股份有限公司

台中市駐區辦公室/台中市中區中山路6號

電　　話：(04)2223-0891　傳　　真：(04)2223-3549

高雄市駐區辦公室/高雄市新興區中山一路290號

電　　話：(07)2358-702　傳　　真：(07)2350-236

法律顧問　林勝安律師事務所　林勝安律師

出版日期　2007年 9 月初版一刷
　　　　　2014年10月初版四刷

定　　價　新臺幣390元